第 2 版

胎儿心脏超声诊断进阶

Fetal Heart Ultrasound:
How, Why and When
3 Steps and 10 Key Points
Second Edition

［法］凯瑟琳·弗雷杜伊尔（Catherine Fredouille）
［法］让·埃里克·德维拉·莫里斯（Jean-Eric Develay-Morice）　著
［意］克劳迪奥·伦巴迪（Claudio Lombardi）

熊　奕　　主　译
罗欢嘉　张元吉　副主译

U0348650

科学技术文献出版社
SCIENTIFIC AND TECHNICAL DOCUMENTATION PRESS
·北京·

图书在版编目（CIP）数据

胎儿心脏超声诊断进阶：第2版 /（法）凯瑟琳·弗雷杜伊尔，（法）让·埃里克·德维拉·莫里斯，（意）克劳迪奥·伦巴迪著；熊奕主译. —北京：科学技术文献出版社，2021.10

书名原文：Fetal Heart Ultrasound: How, Why and When 3 Steps and 10 Key Points Second Edition

ISBN 978-7-5189-7823-6

Ⅰ.①胎… Ⅱ.①凯… ②让… ③克… ④熊… Ⅲ.①胎儿—心脏病—超声波诊断 Ⅳ.① R714.504

中国版本图书馆 CIP 数据核字（2021）第 071907 号

著作权合同登记号　图字：01-2021-1916

胎儿心脏超声诊断进阶（第2版）

策划编辑：薛士滨　　责任编辑：吕海茹　张雪峰　　责任校对：文　浩　　责任出版：张志平

出　版　者	科学技术文献出版社
地　　　址	北京市复兴路15号　邮编　100038
编　务　部	(010) 58882938，58882087（传真）
发　行　部	(010) 58882868，58882870（传真）
邮　购　部	(010) 58882873
官 方 网 址	www.stdp.com.cn
发　行　者	科学技术文献出版社发行　全国各地新华书店经销
印　刷　者	北京地大彩印有限公司
版　　　次	2021 年 10 月第 1 版　2021 年 10 月第 1 次印刷
开　　　本	787×1092　1/16
字　　　数	280千
印　　　张	13
书　　　号	ISBN 978-7-5189-7823-6
定　　　价	238.00元

著作权合同登记号　图字：01-2021-1916

Elsevier (Singapore) Pte Ltd.

3 Killiney Road, #08-01 Winsland House I, Singapore 239519

Tel: (65) 6349-0200; Fax: (65) 6733-1817

Fetal Heart Ultrasound: How, Why and When, 3 Steps and 10 Key Points, 2E

Copyright © 2014 Elsevier Ltd. All rights reserved.

First edition 2007

ISBN: 978-0-7020-4341-3

We only find what we look for　　　惟有所求，方有所得

We only look for what we know　　　惟有所知，方有所求

We only know what we understand　　惟有所懂，方有所知

内容策划：Claire Wilson
内容发展专员：Carole McMurray
项目经理：Srividhya Vidhyashankar
设计 / 设计指导：Miles Hitchen
插图主管：Jennifer Rose
插图作者：Ethan Danielson（根据 Loïc Fredouille 和 Alexandre Fleury 的原作进行绘制）

胎儿心脏超声诊断进阶

第 2 版

［法］凯瑟琳·弗雷杜伊尔（Catherine Fredouille）
医学博士
法国马赛蒂莫恩医院胎儿医学科

［法］让·埃里克·德维拉·莫里斯（Jean-Eric Develay-Morice）
医学博士
法国尼姆 Carrémeau 大学医院产科

［意］克劳迪奥·伦巴迪（Claudio Lombardi）
医学博士
意大利米兰维梅尔卡泰超声心动影像诊断中心

英文版第一版译者 Sheldon Heitner

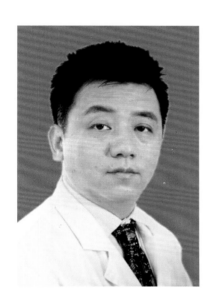

熊奕，男，深圳市罗湖区人民医院副院长，主任医师，教授，硕士研究生导师。长期工作在临床一线，担任多项社会任职：国家卫生计生委超声医学专科能力建设委员会委员，中华医学会超声医学分会妇产超声学组委员，中国医师协会超声分会妇产科超声专业委员会委员，中国超声医学工程学会第一届生殖健康与优生优育超声专业委员会副主任委员，中国超声医学工程学会妇产科超声专业委员会常委，中国医学影像技术研究会妇产科超声专业委员会委员，中国妇幼保健协会胎儿心脏畸形防治委员会常委兼秘书长，广东省泌尿生殖协会超声医学分会副会长，广东省医师协会超声医师分会常委，深圳市医学会超声分会副主委，深圳市医师协会超声医师分会常委，深圳市超声医学工程学会常委。在国内多个重要期刊担任编委。

在先天性心脏病的诊断及胎儿畸形的产前筛查方面有丰富的临床经验和很深的研究造诣，率先与相关单位合作在国内研发产科三维超声智能成像系统等多个创新技术，参与研发远程超声机器人，在妇产超声疾病方面的诊断及研究已达到国内外先进水平，多次在大型全国超声学术会议及国际妇产科超声协会（ISUOG）国际大会上进行大会发言及授课。参加二十余项国家级、省级及市级科研项目的研究工作，主持国家级重点研究项目课题1项，主持省市科研课题5项，参与国家级重点研发项目1项，参加国家自然科学基金项目1项。获江西省科技进步奖三等奖。发表学术论文50余篇，其中SCI收录14篇，核心期刊20余篇。主编妇产超声专著《妇产科疑难病例分析》，参加编写超声专著7部。

副主译简介

罗欢嘉，女，暨南大学硕士，惠州市中心人民医院超声科。师从国内著名妇产科超声专家熊奕教授，致力于妇产超声及人工智能的临床应用研究。在三维超声诊断产科部分疾病及妇科盆底脱垂有一定的研究，并结合机器学习进行了深入探索，包括机器的产科自动测量及诊断，目前已于国内外多个会议期刊发表相关研究成果。

参与完成多项省市级科研课题，多篇研究论文以第一作者及通讯作者被国内核心期刊收录，参与编写《妇产科疑难病例分析》著作。

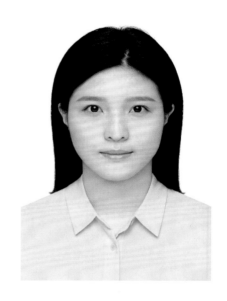

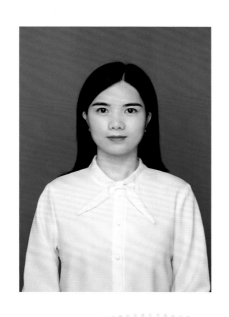

张元吉，女，暨南大学硕士，深圳市罗湖区人民医院超声科。接触并从事超声专业数年，具备扎实的妇产超声知识，参与诊断妇科及产科疑难病例，在妇产科超声方面及智能超声系统研究方面具有一定的研究基础，参与多项人工智能与超声诊断相结合项目；协助在现有深度学习技术基础上，结合传统超声图像处理开发适用于三维／三维超声图像数据的人工智能方法论，目前已完成初步的智能系统研发。

参与国家科技部国家重点研发计划课题 1 项，参与省级科研课题 2 项。发表核心期刊 4 篇。妇产超声专著《妇产科疑难病例分析》担任副主编。

第一版序言
(Antoine Casasoprana)

胎儿超声是一门新兴的诊断技术，仅仅诞生了不足 30 年。在 20 世纪 80 年代初，François Éboué 开始在法国的圣莫里斯医院的产科病房里竭尽所能地应用超声来显示胎儿心脏和大血管的结构；尽管他展示的胎儿心脏超声图像还十分模糊，但他那热情洋溢的演讲场景还是令人印象深刻的。1984 年当 Laurent Fermont 从蒙特利尔的 Jean-Claude Fouron 处培训归来并在巴黎开始进行胎儿心脏超声检查，此时的 Bernard de Geeter 在斯特拉斯堡也开展同样的工作。在这之后，越来越多的小儿心脏病学、产科学、妇科医学和放射医学医生加入到这个行列中来。

然而，胎儿心脏检查对许多医生来说仍然是困难重重的，即使是那些专门从事胎儿心脏超声检查的医生。究其原因主要在于：胎心位于胸腔中，难以确定胎儿心脏的方位，尤其是显示心室流出道和大动脉的交叉，以及主动脉弓和动脉导管弓紧密相连。本书的作者们用了相当大的篇幅利用胎儿病理学图片来解释胚胎的发育，以此帮助读者更好地理解胎儿心脏的组织胚胎学改变。

诊断一个胎儿心脏畸形，也有必要了解有无合并其他的异常，从而可能发现某种综合征，并且这些发现还可能影响到伦理问题和重要决策。

本书的主要作者 Catherine Fredouille 有两个成为优秀老师所必需的特质。首先，她在她的领域经验丰富，并且一直在研究胎儿病理学的知识最前沿。其次，Catherine Fredouille 深知如何生动有趣并有启发性地传授她所掌握的知识，并非常乐于分享，与读者产生共鸣。Catherine Fredouille 和本书的另一位作者 Jean-Eric Develay-Morice 一起，给读者带来了一本面向实践的胎儿心脏著作。我祝愿她们取得成功，并确信通过阅读这本书，会使从事高难度胎儿心脏超声检查的医生们受益匪浅。

超声对于胎儿心脏的成像已从早期如同象征符号般的模糊图片走到了现在的数字图片这一步。胎儿心脏的研究代表了对于胎儿最高层次的医学挑战。回望早期受制于超声技术瓶颈的年代，超声成像已成为当今分析心脏构造的新范例，真可谓发展巨大。

胎儿心脏检查需要靠谱的仪器以及对胚胎学、解剖学和血流动力学都精通的医生。胎儿心脏检查的难点也在于常常缺乏对这些领域都精通的医生。

两位主要作者 Catherine Fredouille 和 Jean-Eric Develay-Morice 利用她们在超声领域的经验和对胎儿病理学的深入分析，为我们带来了一本杰出的集胚胎学、解剖学和血流动力学于一体的胎儿心脏超声著作。

她们通过一系列图例循序渐进地概述了胚胎学和心脏解剖学。她们解释并定义了进行胎儿心脏检查所必需的切面，尤其是一些迄今为止还未有完整记录的心脏畸形病例，以及从未见过的正常胎儿心脏示意图。

基于这一立场，胎儿心脏畸形将被检测出来，并能在解剖学层面进行分析，因而可以从时下最新的医学知识中获益。

这本书涵盖了迄今为止在胎儿心脏超声学术中的非凡成就和最新的研究成果，它对于那些专注于诊断胎儿心脏畸形和放眼于产前诊断领域的医生来说是一本不可或缺的著作。

致　谢

在此我们特别感谢：

J. F. Pellissier，D. Figarella–Branger，P. Mares，J.–L. Taillemite 和 J.–P. Siffoi 五位教授；

参与了"四腔心切面"和"心脏的十字交叉结构"撰写的法国妇产科超声学会（SFIGO）和法国胎儿超声学院（CFEF）的会员们；

允许我们使用图片的 M. Althuser，P. Bailleul，N. Bigi，N. Fries，J. C. Gicquel 和 D. Le Duff 医生；

我们的"支持者"M. Gonzales，Y. Huten，C. Talmant 和 M. Yvinec 医生，以及我们在 CFEF 的朋友们。

本书作者之一 Claudio Lombardi 博士还希望借此机会感谢来自大不列颠及北爱尔兰联合王国伦敦国王学院的 Lindsey Allan 和 Kypros Nicolaides 两位教授的指导和协助，以及 Marian E. Kent 在本书第二版中新章节的翻译工作。

目　录

为什么要做胎儿超声心动图

　　胎儿超声心动图是胎儿超声检查中重要的一部分。出生后的心脏超声检查是由心血管医生完成的，但胎儿期心脏超声通常不是由心血管医生检查的，尽管产前胎儿超声检查并不一定要求检查医生必须具备专业心血管医生的知识，但如果要获得具有长期预后判断价值的胎儿超声心动图检查结果，检查医生也必须具备简单、扎实的心血管基础知识[1]。

　　很多年前刚开始研究胎儿心脏时，就希望找到这样一本书，能作为最"经典"的参考书来指导完成胎儿超声心动图检查。而如今不少工具书的内容已经大大超出超声医师日常实践工作所需，在这里要做的就是通过他们的经验发现基本问题，为超声医师提供一个实用指南。

　　三位编者都是胎儿医学专家，各有所长，相互补充。克劳迪奥·隆巴迪（Claudio Lombardi）加入团队参与新版本的编写，他对早孕期胎儿检查有较深的造诣[2]。让·埃里克·德维拉·莫里斯（Jean-Eric Develay-Morice）在团队中担任技术骨干，他投身寻找新方法来诊断从前"不能诊断"的疾病。凯瑟琳·弗雷杜伊尔（Catherine Fredouille）致力于研究胎儿心脏解剖学，用严格的分段法从形态学到血流动力学分析数千个正常和异常的胎儿心脏，并将相关的解剖知识应用到超声中。经过多年密切的合作，最重要的是能通过实践来证实这些方法的"正确性"。

　　经验表明，预后最差的胎儿病理类型总是相类似的。了解到胎儿超声心动图最"重要的"是能通过简单、一致、标准的切面提示心脏结构正常，而不是为了精确诊断所有的病理类型，这适用于大多数的胎儿超声心动图检查。当面对心脏畸形时，医生的首要任务是确定是否合并心外畸形。

　　检查的标准切面越简单，就越可以通过这些标准切面来检查胎儿心脏，并能得到很好的诊断效果。这些均源于在法国和地中海地区举办的许多学习班的教学经验，它们还保持着法语原版的原汁原味，并坚持一贯的风格和可重复性。可重复性是这些方法学中的一个重要部分，它保证了一本书的实用性。为了增加这书本作为培训和参考书的价值，增加了参考文献

1

和视频片段，其中包括大篇幅的胎儿心脏超声视频、心脏解剖图片及解剖和超声相关性图解，希望读者们能从这本书和相应的视频中找到学习胎儿超声心动图的方法。

本书的主要目的是介绍如何检查正常或异常的胎儿心脏结构。心脏病的精确诊断及其预后仍然是胎儿心血管专家的研究领域。

胎儿超声检查有几个目的，一是判断胎儿心脏结构是否正常，同时也包括筛查有无心脏畸形和心外畸形。发现单发的胎儿心脏畸形其实是一个小概率事件。在这本书里提供了一个简单的方法来检查胎儿心脏是否正常，包括 3 个步骤和 10 个关键点。这些关键点是通过一系列超声——解剖相关性知识得出的，并经许多超声专家验证。诊断标准很容易理解，可以帮助读者们根据专家共识来检查胎儿心脏畸形[3]。

首先通过回顾相关的胎儿心脏知识来理解胎儿正常和异常的心脏结构。然后再讨论哪些内容对优化检查至关重要，得出胎儿超声心动图的检查方法。接着再研究胎儿心脏畸形病理，概括每一个疾病所涉及的误区，同时提出避免这些陷阱的最佳方法。最后，提出发现胎儿心脏畸形所必需的形态学检查步骤，总结需要牢记的要点。

第一节　概述

在胎儿期，有两种类型的心脏畸形需要检查出来。

①与染色体异常（chromosomal anomalies）、临床综合征相关的心脏畸形。根据作者团队的经验[4]，这一类的胎儿心脏畸形疾病主要有两大类：房室间隔缺损（atrioventricular septal defect，AVSD）和圆锥动脉干畸形（conotruncal cardiopathies，CTC）。在超声形态学检查过程中，这些心脏畸形几乎都伴发一些特定的畸形。

②复杂心脏畸形（complex cardiopathies）（出生后严重的心脏畸形）。由于胎儿心脏存在生理分流，这些心脏畸形在胎儿期耐受良好，核型和形态学检查正常。这些心脏畸形在排除了心外畸形后，将被转诊给儿科心脏病专家。然后，儿科心脏病专家将进一步明确诊断，判断预后，并在出生时安排医治。在这类危重心脏畸形中，完全性大动脉转位（transposition of the great vessels，TGV）是每个超声专家在检查胎儿时的难点。

在这类心脏畸形的治疗中，必须同样排除以下心脏畸形的可能：

●主动脉弓离断（interruption of the aortic arch，IAA）；

●完全性肺静脉异位引流（total anomalous pulmonary venous return，TAPVR）；

●重度肺动脉瓣狭窄。

当面临某些预后非常糟糕的心脏畸形时，或者当心脏畸形本身是复杂畸形的一部分时，儿科心脏病学家可能会建议终止妊娠（medical termination of pregnancy，MTP）。因此，强烈建议进行胎儿病理学检查[5]，经家人同意，胎儿病理学家解剖可以检查出超声检查看不到的标记物，以确定心脏畸形是否可归类为遗传综合征，以便为下一步妊娠提供适当的遗传咨询。

半数胎儿期的心脏畸形在出生后血流动力学改变才会出现[6,7]，发病率一直在千分之八左右，而其中约有一半在胎儿期能被检查出来。

11 ～ 13 周时超声测量胎儿颈项透明层（nuchal translucency，NT）厚度是一种针对非整倍体异常和其他畸形的有效筛查方法。颈项透明层增厚但核型正常的胎儿中先天性心脏病（congenital heart disease，CHD）的发生率较高[8, 9]，这证明早期进行胎儿心脏筛查是有必要的[10]。

然而，11 ～ 13 周超声检查的主要目的是对胎儿进行系统的结构畸形筛查，这是因为有很多胎儿 NT 正常却有明显的胎儿结构畸形（包括胎儿心脏畸形）。

在正常情况下，胎儿心脏畸形在 20 ～ 22 周时可通过系统规范的超声检查出来。然而，即使在这个阶段的胎儿心脏检查是正常的，也应该在第 32 孕周时复查胎儿心脏情况。这是因为严格意义上的胎儿心脏结构不可能在第 22 孕周到第 32 孕周之间就已经完全形成。例如，在第 32 孕周时诊断的房室间隔缺损有一部分在第 22 孕周时表现是正常的，尽管房室间隔缺损在胎儿发育的最初几周就已经形成。另一方面，某些心脏畸形，甚至是其他结构畸形，也会随着孕周的增大而不断进展。例如，在第 32 孕周时诊断的肺动脉瓣狭窄等畸形，在第 22 孕周时却很难诊断，甚至完全看不见。

欧洲有学者对先天性心脏病的筛查结果进行了研究[11]，结果显示使用的方法不同，检查结果也有所不同。最好的筛查方法就是每个孕妇在孕期都可以接受三次超声检查（12 孕周 NT 筛查、22 孕周胎儿结构畸形筛查、32 孕周胎儿生长发育筛查）。在某些国家，已经立法规定了这些检查，现在认为，11 ～ 13 周 NT 检查是最重要的[12]，并具有重要的意义，详见本书第 5 章[13]。

尽管胎儿心脏畸形罕见，但仍然是提示其他异常的一个非常重要的警示信号，并与染色体异常的风险增加相关。因此，发现心脏畸形时，确定胎儿染色体核型是否正常就必不可少[14]。这一点尤其正确，因为有 33% 以上的心脏畸形存在染色体异常（有 15% 以上的病例心脏畸形是孤立存在的；约 40% 的病例合并其他相关结构异常）[15]。圆锥动脉干畸形的病例需要进行 22q11 微缺失检查[16]。当妊娠因"孤立性"心脏病而需要医学终止妊娠时，胎儿病理学检查就能发挥重要的作用。超声难以发现的异常可被病理解剖发现（如某些形态学异常或内脏异位），这能够识别已知或未知的多发畸形综合征[17]。

核型异常的发生率也因所观察到的心脏畸形类型而异。对胎儿房室间隔缺损而言，约 40% 是 21- 染色体异常（trisomy 21，T21）[18]。例如，完全性房室间隔缺损（图 1-1 和图 1-2），如果不知道染色体核型，就应首先检查胎儿鼻骨（NB）[19]，重点是确定鼻骨是否缺失及长度有无异常（图 1-3），其与指节短小（图 1-4）一样，是一个重要

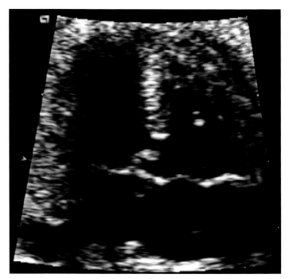

图 1-1 心尖四腔心观。完全性 AVSD：包括原发孔型 ASD、房室瓣附着点同一水平和流入道型 VSD

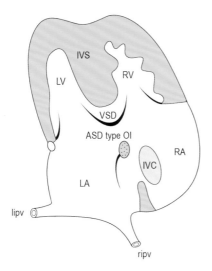

图1-2　与图1-1相同的完全性AVSD示意图（心尖四腔心切面）

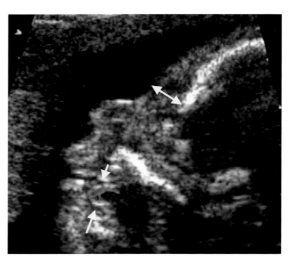

图1-3　T21胎儿的超声矢状面；鼻骨缺失。注意舌前凸和前额软组织的厚度（箭头）

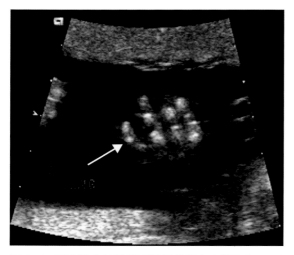

图1-4　T21胎儿的手第五指指节短小（箭头）

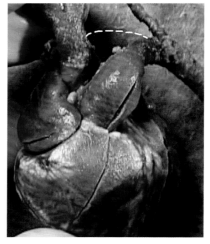

图1-5　22q11微缺失时B2型主动脉弓离断（虚线代表离断的主动脉弓）

的标志。同样要记住，在一种罕见的圆锥动脉干畸形合并B2型主动脉弓离断病例中（图1-5和图1-6），超过80%的病例存在22 q11微缺失[20]。还需注意的是，圆锥动脉干畸形由神经嵴（neural crest）病理学引起[21]，通常合并流出道型室间隔缺损（图1-7）。这些胎儿病理解剖学的发现，可以提高对这些病理特征的敏感性，能指导胎儿超声心动图检查。

　　在所有的房室间隔缺损中，房室瓣（atrioventricular valves，AVV）的附着点总在同一水平[22]。

　　在所有圆锥动脉干畸形中，恒定存在流出道型室间隔缺损，在大多数情况下是由错位引起的，随后会导致左心室—主动脉（LV-AO）连接异常。

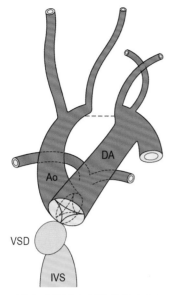

图 1-6　B2 型主动脉弓离断胎儿示意图

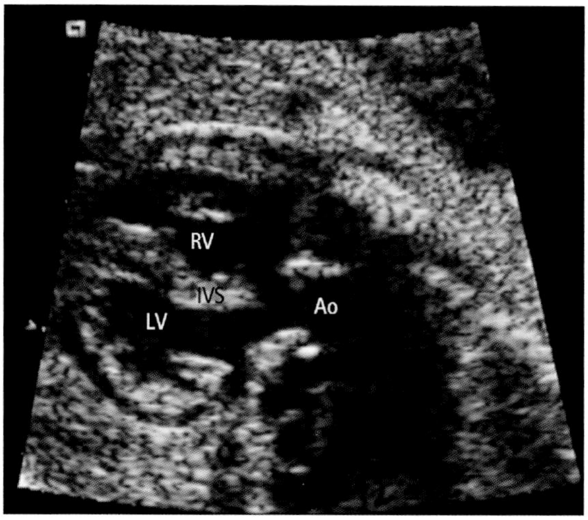

图 1-7　主动脉骑跨（流出道型室间隔缺损 VSD）

胎儿心脏超声筛查的重点应放在检出心脏畸形所必需的最低诊断标准，而不是去检测所有的病理改变。在进行详细的胎儿心脏超声检查时，应该可以排除这些可疑畸形。

　　胎儿心脏诊断方法的关键在于应用这些标准来排除可疑异常而不是进行详细的节段性分析[23]。要使用这些方法，就必须理解方法的基本元素——哪些切面可以简单筛查出胎儿心脏异常。

正常标准

①在四腔心切面（four-chamber view）（图 1-8），两组房室瓣的附着点位于不同水平，即能够排除房室间隔缺损[24]。众所周知,房室间隔缺损是 21-三体及其他染色体异常的标志物。

②在四腔心切面（有或无多普勒），如果能显示一支或两支肺静脉汇入左心房（left atrium，LA），即可排除完全性肺静脉异位引流[25]。

③在一些涉及流出道异常的病例中，若室间隔—主动脉连续性完好，则能排除骑跨型室间隔缺损，而它大多数存在于圆锥动脉干畸形中（图 1-9）。

④若两支大血管呈拱形并相互交叉（图 1-10），则可以排除大动脉转位[26]。

⑤最终若在主动脉弓长轴切面（图 1-11）上观察到形态规则、分支正常的主动脉弓呈完整的拱形，即能排除主动脉弓离断。当这条大动脉起源于心脏中心时，即可排除大动脉转位。两支大动脉内径保证了主动脉和肺动脉之间的平衡，因为在大多数圆锥动脉干畸形及左、右心室发育不良中，这种平衡就会被打破。

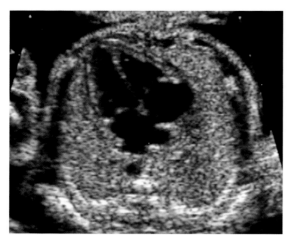

图1-8　正常四腔心切面可见房室瓣附着点正常及两根肺静脉。无任何形式的房室间隔缺损和肺静脉异位引流

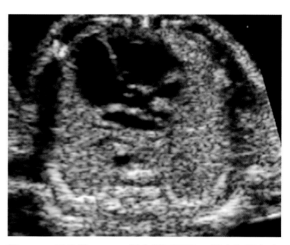

图1-9　正常的LV-Ao超声视图可见正常室间隔与主动脉的连续性。既无连接异常所致的室间隔缺损，也无房室连接不一致

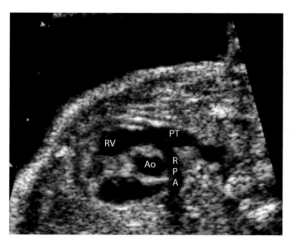

图1-10　超声图像显示正常心室—大动脉连接。无大动脉转位和心室—大动脉连接不一致

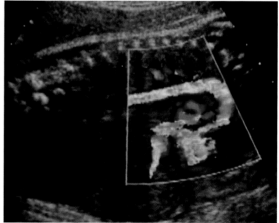

图1-11　超声图像显示主动脉起源于心脏中心，呈规则的弓形，则不可能是主动脉弓离断、大动脉转位和圆锥动脉干畸形

！！！注意！！！

　　超声专家在检查中如果发现胎儿心脏异常，应尽可能继续进行系统形态学筛查以检出有无心脏外畸形，而不是去进行精确的心脏畸形诊断。

第二节　回顾

本节简单介绍了胎儿心脏的发育、解剖和血流动力学特征，有助于提高对胎儿心脏的认识，使检查更容易。

（一）发育

简单化的胚胎发育可能对医生有很大的帮助（也许不是真的），而复杂的胚胎发育应该帮助不大，因此在这里不讨论最新的、复杂的心脏胚胎发育[27, 28]。

胎儿心脏结构在第 10 孕周、胎儿头臀长（CRL）小于 4 cm 时即可被分辨出来，此时，胎儿心脏大约只有一粒米大小，每分钟心跳超过 160 次。

它的演变依赖于基因的发育和侧化、初级和次级心脏及神经嵴的发育。从第 5 孕周开始通过它的血流对其演变也有贡献。

通过示意图来看，原始心管由位于胚胎前极的胚外体层中胚层的细胞岛发育而来。随后，在分隔阶段，头极的爆发性生长使胚胎的前端旋转，导致心脏胚胎原基旋转 180°。这就形成了与头极和口凹（未来的嘴）相关的腹侧。最前面的导管是由一对对称的导管在心包腔的最远端融合而成，成为心管本身。然后，心管与主静脉和卵黄静脉系统连接（图 1-12）。由于生长空间受限，融合管内的心包部分通常会形成一个右袢（图 1-13），这将发育成不平衡和不对称的器官。

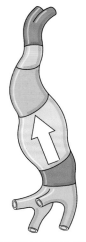

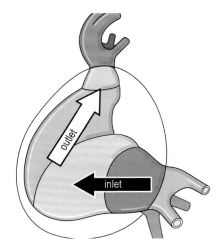

图 1-12　心管及其血流方向的左侧观　　　　**图 1-13　右袢形成后流入道及流出道血流的左侧观**

近端部分位于袢之前或入口处，由原始心房形成，接收静脉回流，并通过房室管（atrioventricular canal，AVC）与原始心室进行特有的血液循环。远端部分位于袢之后或出口处，由共同动脉干形成动脉系统，然后紧连着主动脉弓。这些管道的演变及腔室串联由入口部分的分隔而成。该部分位于心袢之前，并且在四个腔室中以相对垂直的方式排列，具有以下特点：

①房间隔有两个隔。房室管发育完成时原发隔关闭，原始房室管会产生两组偏移环（图 1-14 和图 1-15）。

②同时，室间隔（interventricular septum，IVS）入口部分将关闭。

这些在现实中复杂得多的现象仍然是许多基础研究的焦点[28]。此时，可以在同一平面上观察到平行流入道的形成（图 1-16）。

这个入口平面是"最佳"的四腔心观察切面。

流出道部分发育更复杂，位于心袢之后，流出道远端部分受神经嵴的影响[29]。此时：

①室间隔流出道随后闭合，位于共同动脉干的下方。它比流入道的闭合更复杂（图 1-17）。流出道部室间隔在主动脉下方闭合，而圆锥部和漏斗部（infundibular septum）室间隔将两根大血管隔开。

②在流出道部室间隔的上方，共同动脉干包绕和螺旋发育成两根相互交叉的动脉（图 1-18～图 1-23）。它们在室间隔的上方从各自的流出道发出。这两根动脉交叉呈拱形并由漏斗部或圆锥部分隔开。开始时主动脉与右侧出口连接，但最终与左心室连接，以保证左心室流出道形成。

主动脉和肺动脉彼此相邻并相互垂直，并与来自主动脉弓的血管相连（图 1-24）。主动脉弓的 6 点方向形成右侧流出道：肺动脉干、肺动脉和动脉导管（ductus arteriosus，DA）。主动脉弓的 4 点方向形成左侧流出道：主动脉和右侧锁骨下动脉（right subclavian artery，RSCA）（图 1-25）。

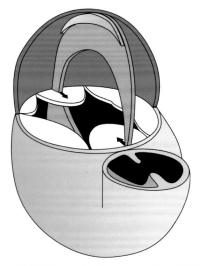

图 1-14 前视图：房室管（AVC）分隔前的心脏垂直图和初始共同动脉干（CAT）

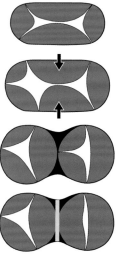

图 1-15 左前视图：房室管（AVC）转换为两个瓣环的发育示意图

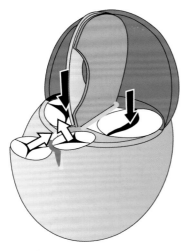

图 1-16　"垂直"心脏的左侧观：分隔已经形成。黑色平行箭头表示流入道；正交的白色箭头表示流出道

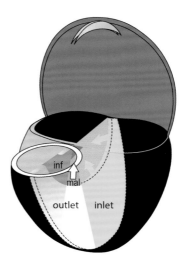

图 1-17　"垂直"并打开的心脏视图。入口隔膜（黄色）和出口隔膜（白色代表室间隔；紫色代表室间隔漏斗部）的定位

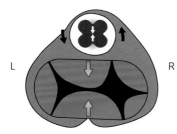

图 1-18　切除心房和大血管后胎儿心脏的右后视图，显示初始共同动脉干（CAT）和初始房室管（AVC）

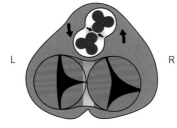

图 1-19　中间阶段。演变：部分房室管在螺旋和壁发育过程中受两支血管的支配

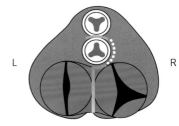

图 1-20　最后阶段。流入道：同一平面上的两个瓣环；流出道：两个相连、交叉的瓣环（流入道间隔为黄色，膜部间隔为绿色，嵴部为虚线，漏斗部为紫色）

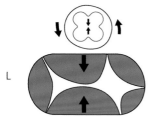

图 1-21　图 1-18 右后侧观

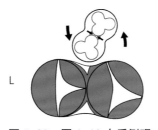

图 1-22　图 1-19 右后侧观

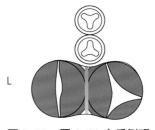

图 1-23　图 1-20 右后侧观

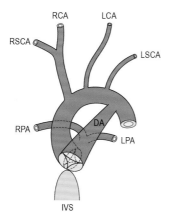

图 1-24 闭合的室间隔上方相邻并相互垂直的流出道血管视图

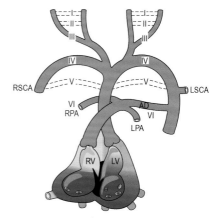

图 1-25 主动脉弓的演变：第 4 弓左弓变为主动脉，第 6 弓变为肺血管（肺动脉干、肺动脉、动脉导管）。PT（肺动脉干），PAs（肺动脉），DA（动脉导管）

> 流出道的位置及其重叠的关系最初都呈类似垂直的走行，其目标是将相同血管连接在一起，这解释了使用多个静态和动态图像来观察其后续走行的必要性。

通过对这些简单胚胎学的理解，可以对心脏结构进行筛查，包括多个步骤和不同层次：确认流入道和流出道的位置。这些不同的步骤可以引导胎儿心脏筛查，从生理到病理，从而形成一种适用于产前超声检查的心脏畸形分类系统。

（二）解剖与超声的相关性

通过超声可以实时观察胎儿心脏的结构，它的大小介于鹰嘴豆（第 12 孕周）和橄榄（第 22 孕周）之间；到第 32 孕周，它的大小与杏仁一样大（图 1-26）。

对如此小却每分钟跳动 120~160 次的器官来说，建立解剖关系与超声图像之间的关联是非常重要的，同样也要认识到，胎儿心脏与成人心脏也存在不同。在胎儿时期，心轴与中线的角度约为 45°。

> 心脏平卧在位于胎儿轴面的膈肌上。

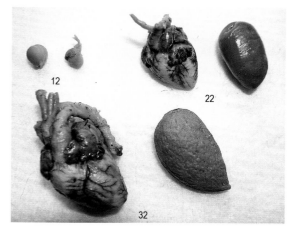

图 1-26 妊娠 12 周、22 周和 32 周时胎儿心脏大小的比较

这种与出生后解剖相关的特征可以用胎儿肝脏体积（liver volume）和肺容积（pulmonary vacuity）来解释（图 1-27）。胎儿心脏位于膈肌上，心尖指向左侧。

除了心脏本身的位置，重要的是要区分流入道和流出道（图1-28～图1-30）。

流入道包括汇入左心房的肺静脉和汇入右心房的体静脉（图1-31）。

左心房最开始位于脊柱的正前方。它通过四条肺静脉与肺相连（图1-32和图1-33），构成肺静脉回流（pulmonary venous return，PVR）。右心房位于右侧，更靠前，接收全身静脉回流。它由三个部分组成：位于头侧的上腔静脉，位于尾侧的下腔静脉和冠状静脉窦（图1-34）。冠状静脉窦位于左侧房室沟，朝向右心房，形成心脏的体静脉回流。

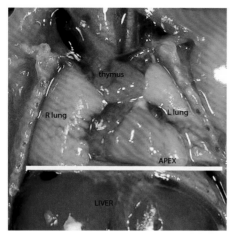

图1-27　胎儿心肺间隔（heart-lung block，HLB）。胎儿心脏位于膈肌的上方（白线），心尖指向左侧

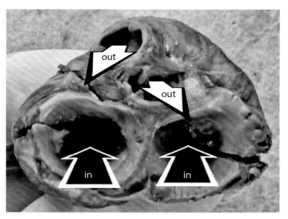

图1-28　切除心房及大血管后胎儿心脏的右后侧观：流入道（黑色的平行箭头，位于同一平面）；流出道（白色的正交箭头，相互交叉）

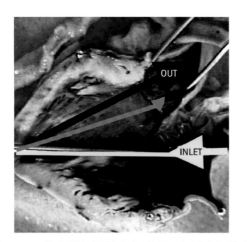

图1-29　从左侧切开胎儿心脏观：左侧流入道（黄色箭头）和流出道（黑色箭头）。红色线、绿色三角形（代表室间隔膜部），标志着流入道和流出道之间的分界

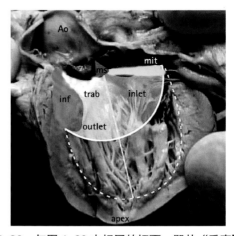

图1-30　与图1-29中相同的切面，即从"垂直"心脏左侧切开面。流入道显示为黄色；流出道显示为白色，可见肌小梁；漏斗部或圆锥部显示为紫色

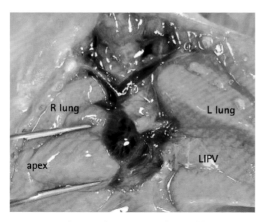

图1-31 心肺间隔前面观。心脏向右转，暴露出左肺下静脉

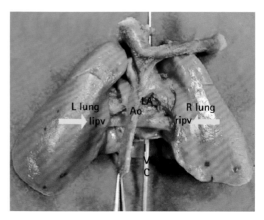

图1-32 心肺间隔后面观。通过下腔静脉和上腔静脉的全身静脉回流（探针所示），黄色箭头示肺静脉回流。ICV（下腔静脉），SCV（上腔静脉），PVR（肺静脉回流）

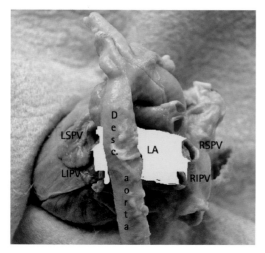

图1-33 胎儿心脏后面观。左心房在降主动脉前面，接收四根肺静脉回流

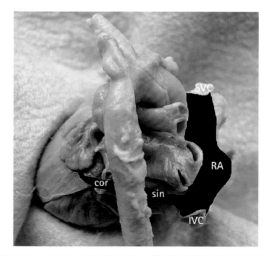

图1-34 胎儿心脏后面观。体循环静脉通过上腔静脉、下腔静脉和冠状静脉窦回流右心房。SVC（上腔静脉）、IVC（下腔静脉）、CS（冠状静脉窦）、RA（右心房）

　　每个心室流入道（inlet ventricular chamber）应与其同侧心房一致，即右心房与右心室流入道相连，左心房与左心室流入道相连。四个腔室，即心房和心室流入道，位于同一轴向平面，可以用四腔心切面进行检查。

　　"最佳"的四腔心视图（图1-35）能够提供一个参考切面[25]，用于检查所有与流入道相关的关键点，同时提供可重复、可持续观察的结果，用以了解胎儿病理与超声表现。四腔心切面的结构均位于同一轴平面上，由三个参考点定义，即心尖和两个下肺静脉。

在这个"最佳"图像中，可以验证：

①心尖由左心室形成，其特征是心内膜平滑。

②右心室位于胸骨后，其特征是有粗大的肌小梁。

③心脏的十字交叉存在，房室瓣的附着点位于不同水平。三尖瓣隔瓣附着点距离心尖较近，瓣叶通过腱索连接到室间隔上，而二尖瓣的瓣叶则不与室间隔连接。

应注意冠状静脉窦的情况（图 1-36），它沿着左心室和左心房之间的左房室沟走行，在右心房的后方汇入右心房，其位置接近房间隔的底部。

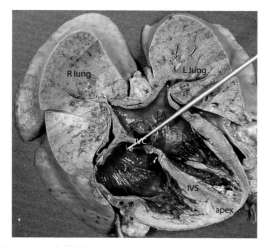

图 1-35 在最佳四腔心水平（心尖和两下肺静脉水平）切开心肺间隔。探测器显示了含氧血液从下腔静脉经卵圆孔流向右心房的路径。e 为下腔静脉瓣，IVC（下腔静脉），RA（右心房）

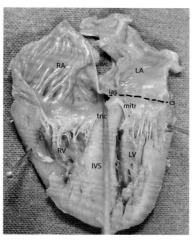

图 1-36 "最佳"解剖四腔心图像。探针所示为位于右心房的冠状静脉窦。虚线表示冠状静脉窦在左房室沟后方的路径

（三）心脏的十字交叉结构（the crux of the heart）

心脏十字交叉是筛查房室间隔缺损的关键点（图 1-37）。使用组织学检查（图 1-38）可以了解回声的差异，以便能够正确地解释这一点[24]。

①卵圆孔瓣（foramen ovale，FO）附着在房间隔的前部，由横向的肌纤维组成。因此，无论采用何种超声检查，它都是可显示的，它在四腔心切面上显示为点样图像（图 1-39）。

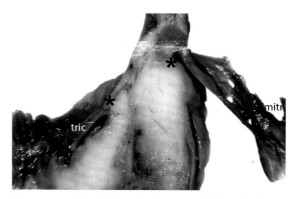

图 1-37 心脏实质的大体观：二尖瓣瓣叶在室间隔上无附着，三尖瓣瓣叶在起始段"卡"在室间隔上。星号（*）标记房室瓣的附着点不在同一水平

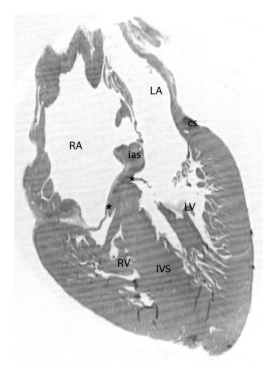

图1-38　组织学四腔心视图：注意室间隔上房室瓣附着点时的错位"*"。IVS（室间隔）

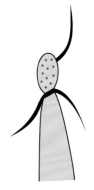

图1-39　心脏十字交叉结构示意图。点样图形代表房间隔，显示为高回声，是由于此时房间隔肌纤维呈横断面

②室间隔的肌纤维与其轴线都呈纵向，所以很难从心尖看到肌纤维。当超声波平行时，可能会观察到回声缺失，而在横切面时，可以避免这一伪像的形成。

③二尖瓣瓣叶具有纤维性质，不与室间隔相连，它与三尖瓣隔瓣是相连续的，有共同的胚胎来源。

在房间隔与室间隔之间有一段倾斜的区域将两个瓣叶相连（图1-36）[24]。由于其纤维性，这一区域在超声图像中显示为一条斜线，由于镜像效应，当与声束垂直时，显示为高回声，而当声束与它平行时，则不能显示。

正是中间区域的倾斜造成了二、三尖瓣瓣膜附着点的错位。

这种特殊的组织学特征解释了房间隔的持续回声失落特征（十字交叉的"顶部"）和心尖切面室间隔的低可视性。

1. 流出道

由两个弓组成。

①左心室流出道是主动脉（图1-40和图1-41），它起源于心脏的中心部位，与室间隔、二尖瓣环和三尖瓣环相连。室间隔—主动脉的连续性及二尖瓣—主动脉的连续性可通过一个切面观察，该视图靠近四腔心切

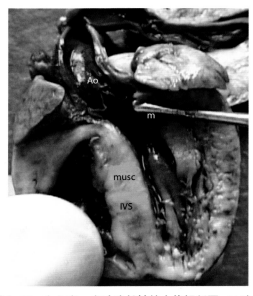

图1-40　左心室—主动脉长轴的大体解剖图。LV（左心室），Ao（主动脉）

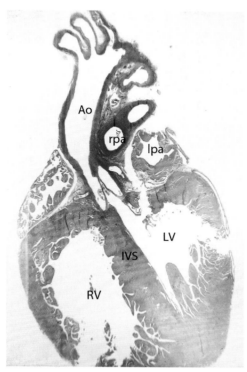

图 1-41　心尖左心室—主动脉的组织学图像。注意室间隔—主动脉肌纤维连接的不一致。结构和大小上都有差异：厚的是肌性的室间隔、薄的是纤维状的主动脉壁。即使在没有缺陷的情况下，这种不一致就已经存在，并且常在主动脉瓣下缺损时发生。LV（左心室），Ao（主动脉），IVS（室间隔）

面，并与四腔心切面呈锐角。由于主动脉和肺动脉相邻且呈正交关系，所以可以通过纵切面，即在胎儿的矢状面上同时观察主动脉和肺动脉（图 1-42 和图 1-43）。这就是动脉导管切面。

②右心室流出道（图 1-44）上可以观察到肺动脉由漏斗顶部发出。它很厚，并且充满肌纤维，三尖瓣环与肺动脉明显不连续。由于漏斗的插入，使得四腔心切面与右心室流出道之间的夹角明显大于左心室流出道与左心室流入道之间的夹角。

2. 大血管

主动脉和肺动脉相互交叉并分别从左、右心室流出道发出，最终汇入降主动脉（图 1-45），降主动脉位于脊柱的左前方。

3. 动脉弓

主动脉弓从心脏中心发出，是一个呈锐角的弓；而动脉导管弓走行实际上呈一条由前向后的直线，从胸骨后方开始，动脉导管弓是一个呈钝角的弓。肺动脉从右心室发出后不久即在右心室后方发出左、右肺动脉，右肺动脉包裹在主动脉的根部。发出分支后，

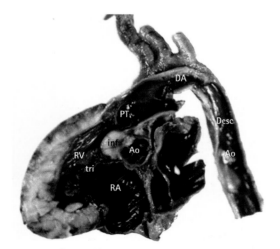

图 1-42　动脉导管解剖图：主动脉被显示为横切面而肺动脉主干被显示为纵切面。DA（动脉导管），PT（肺动脉主干）

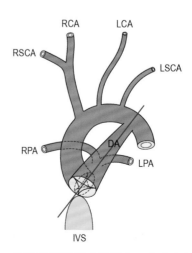

图 1-43　动脉导管视图（绿线）：在大血管水平的示意图

肺动脉延续成动脉导管，在三血管切面可以清晰显示出来（图 1-46 和图 1-47）。此切面还可以显示主动脉弓上部的纵切面和右上腔静脉的横断面。在三血管切面上从右到左依次可以看到上腔静脉、主动脉和动脉导管。

两根大动脉与降主动脉的连接解释了为什么可以通过左侧椎旁切面同时观察到两根大动脉，就像观察主动脉弓（aortic arch）一样，可以从后往前观察三血管切面。

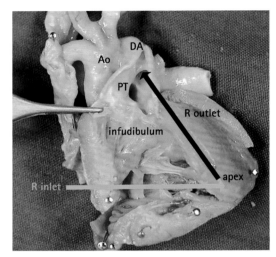

图 1-44 从右侧打开胎儿心脏：肺动脉起始于漏斗的上方。这就是为什么右心室流入道和流出道的夹角大于左心室流入道和流出道的夹角的原因。PT（肺动脉）

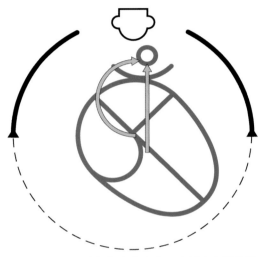

图 1-45 胎儿心脏与超声参考点示意图（完整肋骨、心尖、两肺静脉、主动脉）。箭头表示大血管在同一水平面上离开，沿不同的路径重新汇入降主动脉

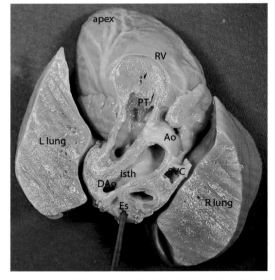

图 1-46 三血管水平心肺间隔解剖图，显示纵切的肺动脉干和主动脉，以及横切的上腔静脉

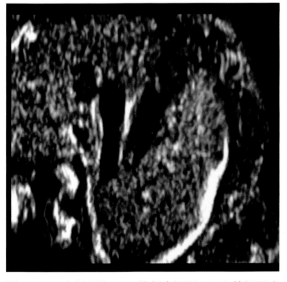

图 1-47 对应于图 1-46 的超声切面。三血管切面或动脉弓切面

　　如图 1-48 中的模型一样，对大血管的观察，需要从一个血管到另一个血管（图 1-49）进行动态观察。这取决于角度的变化，无论是平行还是倾斜（图 1-50 和图 1-51），切面都有所不同。

　　如果能从静态和动态两个方面对这两条大血管进行完整的观察，那么心室—动脉连接的一致性判断是令人放心的。当右心室—肺动脉或左心室—主动脉连接一致时，可以根据定义推断，大动脉没有发生转位，因为心室—动脉连接不一致是它特征性的病理学标志。

　　事实上，右心室—肺动脉连接一致时（图 1-52 和图 1-53）总是伴随着左心室—主动脉连接一致，因为尽管心房异构时可能存在相同类型的两个心房，但是当存在两个心室时说到底它们还是有所不同的。

> 　　通过对解剖关系的了解，能够理解心脏四个腔室位于相同的平面，可以用四腔心切面进行观察，而对于心室流出道的观察，由于其交叉和重叠的血管，通常需要进行静态和动态的连续观察。

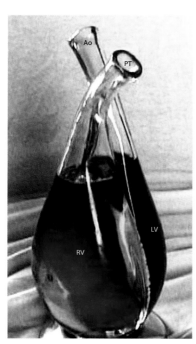

图 1-48　Guédoufle 模型：含油侧代表右心室流出道（RV-PT），含醋侧代表左心室流出道（LV-Ao）。Guédoufle 模型是由文艺复兴时期的法国作家 Rabelais 所创造的，该装置包含醋和油在两个分开的腔中，并通过两个交叉的管子排出。因此，它看起来像心脏腔室和大血管。RV（右心室），PT（肺动脉干），LV（左心室），Ao（主动脉）

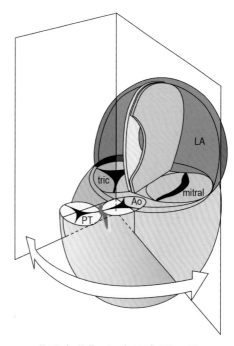

图 1-49　"垂直化"心脏示意图，显示 RV-PT/LV-Ao 的扫查过程。RV（右心室），PT（肺动脉干），LA（左心房），Ao（主动脉）

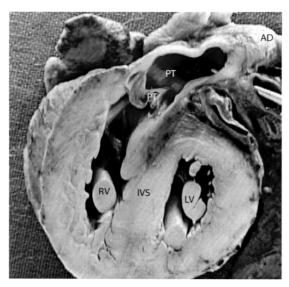

图1-50 右心室流出道视图。注意右心室内的调节束和两个乳头肌；一个在下方，另一个位于左心室的上方。RV（右心室），PT（肺动脉干）

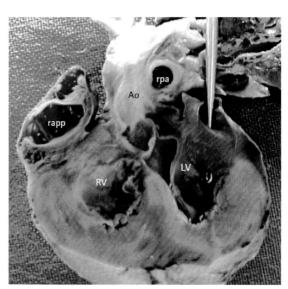

图1-51 左心室流出道视图。右肺动脉（rpa）在包裹主动脉根部并被横切。探针位于左心耳。LV（左心室），Ao（主动脉）

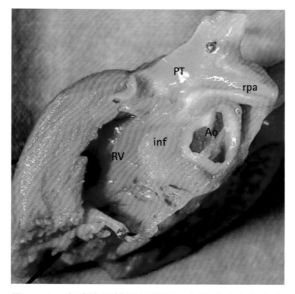

图1-52 大动脉短轴解剖视图。右肺动脉在包裹主动脉根部的同时被纵向切开。心室—动脉连接一致。rpa（右肺动脉）

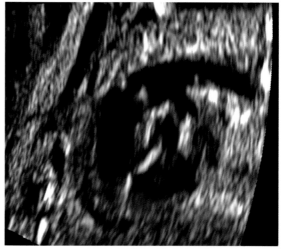

图1-53 与图1-52相同的超声切面

（四）胎儿血流动力学的几个因素

胎儿血流开始较早，在妊娠第 5 周时就已建立，它是胎儿心脏结构建立的一个重要因素。血流的方向开始时是呈线性的，随后具有头 - 尾方向，在心袢形成过程中，血流方向具有一定的角度，从而可以区分心袢的结构（图 1-54）：流入道的血流流向左前方，在轴平面上与隔膜平行，而心室流出道位于右袢后方，与心室流入道形成一个闭路循环，并更靠近头部。

虽然这种结构在怀孕第 10 周时就确定了，但血流动力学在整个妊娠期间都在发展[30]，因此导致了某些病理结构。应注意两种生理性分流，胎儿—母体血流循环的特殊性取决于这些分流的存在，这些分流在出生后会很快关闭。

①通过卵圆孔从右心房向左心房分流（图 1-55），由于血液来源于下腔静脉，所以多普勒显示血流方向为足侧流向头侧。

②通过动脉导管从肺动脉向降主动脉的前后向分流。

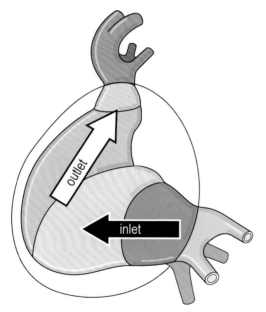

图 1-54　右袢形成后心管的左侧视图：流入道和流出道

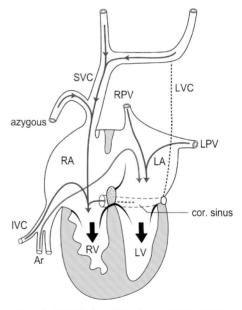

图 1-55　胎儿血流动力学示意图：静脉回流及心室流入道。红线显示的是来自下腔静脉的富氧血流通过卵圆孔流向左侧腔室。Ar（静脉导管）

> 两个简单的概念有助于理解这一点：
> ①胎儿的心脏射出它所接收的血液。
> ②腔室或血管的大小与流经它的血流量成正比。

正常情况下，体静脉回流在流入道水平汇入右心房。这包括：

①上腔静脉血流来源于上半身。

②大部分下腔静脉（inferior vena cava，IVC）的血流来源于下半身。

③冠状静脉窦（coronary sinus，CS）是心脏的静脉回流。

肺静脉回流将四根肺静脉血液引流至左心房，左心房再通过卵圆孔收集富氧的下腔静脉血流。含氧丰富的血液通过脐静脉进入胎儿后，部分通过静脉导管向肝脏分流，再由下腔静脉瓣膜引导并通过卵圆孔到达左心房，这是第一个生理性分流。

右心房与左心房之间的分流平衡取决于卵圆孔的血液流动，其血液分别流经三尖瓣和二尖瓣进入右心室和左心室。

1. 流入道异常病例

流入道异常（inlet pathologies）的病例包括：

1）由于右心房流入血流量过大而导致心房之间失衡。例如：

①部分肺静脉异位引流至永存左上腔静脉，然后再经冠状静脉窦将部分肺静脉血流引流至右心房。在某些情况下，冠状静脉窦扩张可以阻碍左心室的血液流入[31]。

②三尖瓣闭锁时，由于血流不能进入右心室，导致右侧的血流迫使卵圆孔瓣更向左偏。

2）当左侧心腔出现阻碍时，右心房与左心房的血流将反向。例如，二尖瓣闭锁时，两心房之间出现血流反向，卵圆孔瓣在右心房内而不在左心房内。

心房之间的血流失衡会对心室产生影响。

流入道的异常可以通过四腔心切面观察。

在正常情况下，流出道由两个平衡且中间有完整隔膜的心室发育而成，由两个内径相当的交叉血管组成，尽管肺动脉的内径略大于主动脉。这两根血管在起始处是相互交叉的（图1-56）。尽管它们的起源不同，但两根大血管都汇入位于左心房后方的降主动脉。肺动脉干在分出左、右侧肺动脉后，延续为动脉导管，它由前向后呈直线汇入降主动脉，这是第二个分流。主动脉在连接降主动脉前呈一个大的钩形曲线。这两个弓的血流方向是相同的，任何一根血管的血液倒流都是病理性的[32]。

2. 流出道异常病例

当两个流出道中的任意一个狭窄或闭锁时，另一个流出道将扩张。

大的主动脉常伴随着小的肺动脉，反之亦然。

基于上述原因，在三血管切面的多普勒检查中，有时会发现血管中出现反向血流，这意味着其中一根血管的血流来源于另一根血管，而这通常是病理性的。

如果位于不对称的大血管下方的心室是对称的，同样可以推断心室之间存在室间隔缺损，

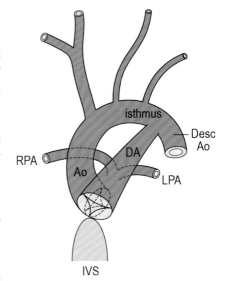

图1-56 胎儿血流动力学示意图：动脉导管

例如从两个心室仅发出一根大的主动脉时，四腔心切面可能看上去是正常的，但是它不可避免地骑跨在室间隔缺损上。应该注意的是，在主动脉骑跨的情况下，心脏的流入道轴线会发生改变（小于 45°）[33]。

> 流出道的异常可以通过能显示流出道血流的切面进行观察分析。

此外，还应该特别注意主动脉的生理学。冠状动脉是心肌不可缺少的，因此它必须要有血流。在主动脉闭锁的情况下，动脉导管血流反向是必不可少的。

在胎儿期，这种逆行性血流可以使胎儿耐受"导管依赖性"的心脏畸形，直到出生后动脉导管关闭。

其他心脏畸形也可以是导管依赖性的，其预后取决于新生儿所获得的护理质量[33]，例如大动脉转位和某些肺动脉瓣闭锁伴室间隔缺损的病例[34]。在大动脉转位的病例中，围产期血流动力学问题，包括维持动脉导管和卵圆孔的开放，需要密切的心血管护理随访。同时，在某些肺动脉闭锁（pulmonary atresia，PA）中，肺动脉的初始部分很难观察到或不存在，肺循环是通过主动脉侧支或主动脉—肺动脉侧支（main aortic–pulmonary collateral arteries，MAPCA）来完成的[35]。这种姑息性血管化可以在出生后继续，但其长期预后是不佳的。

第三节　胎儿心脏病理改变的应用

基于对胎儿发育、解剖学和血流动力学的简单认识，创建了一个分类，其对胎儿心脏的诊断有实用价值。

胎儿心脏产前筛查的实际分类主要有三个类别：

①位置异常；

②流入道异常；

③流出道异常。

某些复杂的心脏畸形或许会包括以上几个类别的异常。在这些类别中，与血流动力学相关的异常可能是心脏畸形的一部分，它会增加疾病的严重性。下面的部分讨论了一些示例。

（一）心脏畸形谱的概念

从胎儿心脏病理学观察可以得出一个重要的观点，那就是心脏畸形谱的概念。正如正常心脏不止一种类型一样，一种类型的完全性和部分性房室间隔缺损亦不存在；相反，房室间隔缺损的畸形谱很广，有许多中间形式。

从完全性房室间隔缺损开始说起，完全性房室间隔缺损是原始房室间隔闭合过程的完全缺失。如图 1-57 所示，这个巨大的缺损是由于房间隔原发孔缺失和房室瓣桥瓣上方室间隔流入道缺失造成的，这两种情况是最常见的（图 1-58 和图 1-59）。作者之前发现并报道过一种较罕见的房室间隔缺损类型[22, 23]，房室瓣膜的附着点没有错位，即二尖瓣和三尖瓣附着点位于同一水平，不伴房室间隔缺损（图 1-62）。这也包括所有的部分性房室间隔缺损：原发孔型房间隔缺损伴二尖瓣裂（图 1-60）和流入道型室间隔缺损（图 1-61）。

基于这些畸形疾病谱的理念，可以将它们应用于临床，可以筛查这些畸形的特征性表现，即那些"最普遍的特征"或最轻微的征兆。在房室间隔缺损畸形病谱中，它似乎都会出现心脏十字交叉结构的缺失，瓣膜附着点呈线性插入。此征象比与房室间隔缺损本身相关的缺损更重要，也更容易观察到。

> 在房室间隔缺损畸形谱中，房室瓣附着点都位于同一水平，呈线性插入。

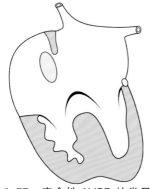
图 1-57　完全性 AVSD 的常见表现形式示意图：房间隔不完整伴较大间隔缺损

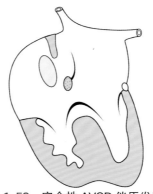
图 1-58　完全性 AVSD 伴原发隔残端示意图（随着瓣口的起闭呈圆形或点状）

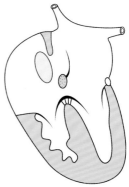
图 1-59　完全性 AVSD 伴桥瓣附着在心室嵴顶部

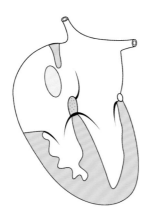
图 1-60　部分性 AVSD 示意图：原发孔型房间隔缺损伴二尖瓣裂

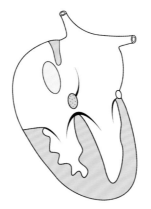
图 1-61　部分性 AVSD 示意图：流入道型室间隔缺损

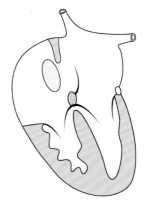
图 1-62　较少见类型 AVSD 示意图：房室瓣附着点位于同一水平且不伴房间隔缺损

　　在圆锥动脉干畸形谱中（图1–63），流出道型室间隔缺损常常存在，且通常是对位不齐的，从而导致室间隔与主动脉连续性中断。这种由于对位不齐的室间隔缺损存在于包括永存动脉干在内的绝大多数圆锥动脉干畸形中。另外，还有一个心脏畸形谱，是由室间隔漏斗部的摆动方向决定的。当有一个向前方的摆动导致肺动脉干进行性狭窄时，就产生了一系列畸形，从法洛四联症（tetralogy of Fallot，ToF）到肺动脉闭锁伴室间隔缺损（PA with OS）。而当室间隔漏斗部向后摆动时，也就是向主动脉弓峡部摆动时，可以观察到从病变较轻微的主动

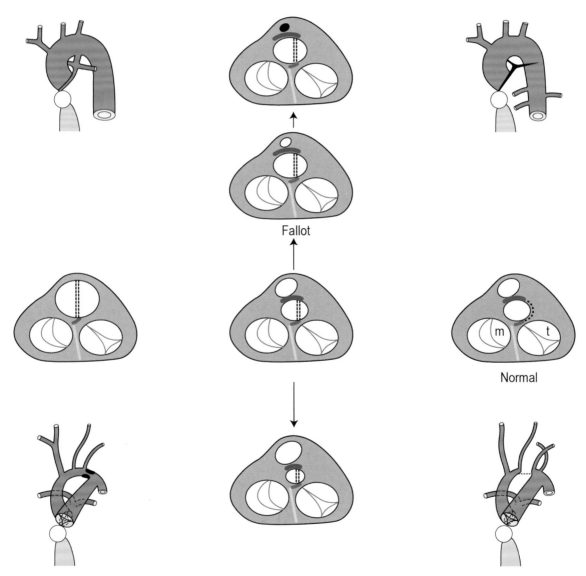

图1–63　显示圆锥动脉干畸形谱从严重的永存动脉干（CAT）到较轻的流出道型室间隔缺损。室间隔漏斗部前向摆动会导致法洛四联症（ToF）到肺动脉闭锁伴室间隔缺损（PA with OS）；而向后摆动时，则会导致主动脉弓离断（IAA）

脉弓缩窄演变成病变严重的主动脉弓离断的畸形谱。关于向后摆动，观察到的室间隔缺损多位于漏斗部，因此超声很难检查到。当发现这种情况时，引起注意的往往是不对称的动脉内径。

畸形谱的概念同样适用于以下类型：

①一系列复发性家族性心脏病（familial cardiopathies）。某些家族性的左心发育不良，可以导致最严重的左心室发育不良（二尖瓣闭锁伴或不伴主动脉闭锁），也可以是单纯性的二叶主动脉瓣（往往被忽略或无症状），但它们具有同一种疾病的特征。

②用血流动力学可以解释妊娠过程中某些病理的进化特征。例如，在怀孕期间，不典型法洛四联症可以进展为严重的肺动脉闭锁伴室间隔缺损。

这种分类系统不像产后心脏病分类那样依赖于临床知识[36]，而是基于对胎儿心脏的丰富解剖经验。从成效来看，染色体异常、基因异常和多畸形综合征的心脏畸形，是医学上终止妊娠决策的基础，在很大程度上归属于上述畸形谱的范畴。它们与儿科心脏病专家产后所见的病理有很大的不同。为了进一步强调和简化这一概念，现在将讨论几个要点。

即使它们已经优化了检查过程，某些简单的解剖提示信号却很少被使用。这里有三个例子：

①两相邻血管直径相同，在腹部平行走行，在右心房的后方有异常体静脉回流，同时伴有肾上方向下腔静脉离断[37]。这一征象常见于内脏心房异位症（visceral–atrial heterotaxia，VAH），比常见但较难诊断的复杂心脏畸形更容易被发现。

②右侧降主动脉在四腔心切面上比在三血管切面上更容易看到[38]，这是圆锥动脉干畸形的一个很好的提示标志。

③在胎儿病理解剖标本中，心轴的改变常用来判断胎心的不对称[33]，超声检查时同样容易被发现。

（二）病原学方向（etiologic orientation）

每种家族心脏畸形都与胎儿的某种病理类型有关，也因此决定了形态学检查结果。面对位置异常，需要检查染色体核型是否正常[39]，并查找在内脏心房异位症中常见的其他血管和形态学异常因素。

面对一个流入道异常的房室间隔缺损，应寻找与21−三体[11]和其他染色体异常相关的表现。如果核型是正常的[39]，还必须考虑内脏心房异位症和其他临床综合征，特别是骨骼方面的。

面对一个流出道型室间隔缺损（圆锥动脉干畸形的一种表现），在搜索与染色体数量异常的标记后，还要寻找那些与22q11微缺失相关的标记[16]，如果结果是正常的，再观察是否合并其他畸形。

在这里不讨论心律或结构异常，因为这些改变心脏节律或心脏回声的畸形非常罕见，应该立即转诊给儿童心脏病专家。

参考文献

1. Sharland G. Fetal cardiac screening：why bother？ [J]. Arch Dis Child Fetal Neonatal Ed，2010，95（1）：F64–F68.

2. Persico N，Moratalla J，Lombardi CM，et al. Fetal echocardiography at 11–13 weeks by transabdominal high-frequency ultrasound [J]. Ultrasound in Obstet & Gynecol，2011，37（3）：296–301.

3. Lee W，Allan L，CARVALHO JS，et al. ISUOG consensus statement：what constitutes a fetalechocardiogram？ [J]. Ultrasound in Obstet & Gynecol 2008（32）：239–242.

4. Tennstedt C，Hufnagl P，Korner H，et al. Fetal autopsy：the most important contribution of pathology in a center for perinatal medicine [J]. Fetal Diagn Ther，2001，16（6）：384–393.

5. Piercecchi-Marti MD，Liprandi A，Sigaudy S，et al. Value of fetal autopsy after medical termination of pregnancy [J]. Forensic Sci Int，2004，144（1）：7–10.

6. Dolk H，Loane M，Garne E. European Surveillance of Congenital Anomalies（EUROCAT）Working Group. Congenital heart defects in Europe：prevalence and perinatal mortality，2000 to 2005 [J]. Circulation，2011，123（8）：841–9. Epub 2011 Feb 14.

7. Avagliano L，Grillo C，Prioli MA. Congenital heart disease：a retrospective study of their frequency [J]. Minerva Ginecol，2005，57（2）：171–8.

8. Bahado-Singh RO，Wapner R，Thom E，et al. Elevated first-trimester nuchal translucency increases the risk of congenital heart defects [J]. Am J Obstet Gynecol，2005，192（5）：1357–61.

9. Souka AP，von Kaisenberg CS，Hyett JA，et al. Increased nuchal translucency with normal karyotype [J]. Am J Obstet Gynecol，2005，192（4）：1005–21（review）. Erratum in：Am J Obstet Gynecol，2005，192（6）：2096.

10. Comas Gabriel C，Galindo A，Martinez JM，et al. Early prenatal diagnosis of major cardiac anomalies in a high–risk population [J]. Prenat Diagn，2002，22（7）：586–93.

11. Stoll C，Dott B，Alembik Y，et al. Evaluation and evolution during time of prenatal diagnosis of congenital heart diseases by routine fetal ultrasonographic examination [J]. Ann Genet，2002，45（1）：21–7.

12. Jouannic JM，Thieulin AC，Bonnet D，et al. Measurement of nuchal translucency for prenatal screening of congenital heart defects：a population–based evaluation [J]. Prenat Diagn，2011，31（13）：1264–9. doi：10.1002/pd.2883.

13. John M Simpson. Impact of fetal echocardiography [J]. Ann Pediatr Cardiol，2009，2（1）：41–50.

14. Moore JW，Binder GA，Berry R. Prenatal diagnosis of aneuploidy and deletion 22q11.2 in fetuses with ultrasound detection of cardiac defects [J]. Am J Obstet Gynecol，2004，

191（6）：2068–73.

15. Wimalasundera RC，Gardiner HM. Congenital heart disease and aneuploidy [J]. Prenat Diagn，2004，24（13）：1116–22.

16. Boudjemline Y，Fermont L，Le Bidois J，et al. Prevalence of 22q11 deletion in fetuses with conotruncal cardiac defects：a 6–year prospective study [J]. The Journal of pediatrics，2001，138（4）：520–4.

17. Sanlaville D，Etchevers HC，Gonzales M，et al. Phenotypic spectrum of CHARGE syndrome in fetuses with CHD7 truncating mutations correlates with expression during human development [J]. J Med Genet，2006，43（3）：211–17.

18. Langford K，Sharland G，Simpson J. Relative risk of abnormal karyotype in fetuses found to have an atrioventricular septal defect（AVSD）on fetal echocardiography [J]. Prenat Diagn，2005，25（2）：137–9.

19. Cicero S，Sacchini C，Rembouskos G，et al. Sonographic markers of fetal aneuploidy：a review [J]. Placenta，2003，24（suppl B）：S88–98.

20. Volpe P，Marasini M，Caruso G，et al. 22q11 deletions in fetuses with malformations of the outflow tracts or interruption of the aortic arch，impact of additional ultrasound signs [J]. Prenat Diagn，2003，23（9）：752–7.

21. Kirby ML，Turnage KL 3rd，Hays BM. Characterization of conotruncal malformations following ablation of "cardiac" neural crest [J]. Anat Rec，1985，213（1）：87–93.

22. Fredouille C，Piercecchi-Marti MD，Liprandi A，et al. Linear insertion of atrioventricular valves without septal defect：a new anatomical landmark for Down's syndrome？[J]. Fetal Diagn Ther，2002，17（3）：188–92. Erratum in：Fetal Diagn Ther 2002，17（5）：292.

23. Carvalho JS，Ho SY，Shinebourne EA. Sequential segmental analysis in complex fetal cardiac abnormalities：a logical approach to diagnosis [J]. Ultrasound in Obstet & Gynecol 2005，26（2），105–11.

24. Fredouille C，Baschet N，Develay-Morice J-E，et al. Linear insertion of the atrioventricular valves without defect [J]. Arch Mal Coeur Vaiss，2005，98（5）：549–55（in French）.

25. Allan LD，Sharland GK. The echocardiographic diagnosis of totally anomalous pulmonary venous connection in the fetus [J]. Heart，2001，85（4）：433–7.

26. De Geeter B. Prenatal diagnosis of transposition of the great vessels [J]. Arch Mal Coeur Vaiss，2004，97（5）：580–1（in French）.

27. Blom NA，Ottenkamp J，Wenink AG，et al. Deficiency of the vestibular spine in atrioventricular septal defects in human fetuses with Down's syndrome [J]. Am J Cardiol，2003，91（2）：180–4.

28. Dyer LA，Kirby ML. The role of secondary heart field in cardiac development [J]. Dev

Biol 2009，336（2），137–44.

29. Yelbuz TM，Waldo KL，Kumiski DH，et al. Shortened outflow tract leads to altered cardiac looping after neural crest ablation [J]. Circulation，2002，106（4）：504–10.

30. Jouannic JM，Fermont L，Brodaty G，et al. An update on the fetal circulation [J]. J Gynecol Obstet Biol Reprod（Paris），2004，33（4）：291–6（in French）.

31. Jouannic JM，Picone O，Martinovic J，et al. Diminutive fetal left ventricle at mid gestation associated with persistent left superior vena cava and coronary sinus dilatation [J]. Ultrasound in Obstet & Gynecol，2003，22（5）：527–30.

32. Sonnesson SE，Fouron JC. Doppler velocimetry of the aortic isthmus in human fetuses with abnormal velocity waveforms in the umbilical artery. Ultrasound in Obstet & Gynecol，1997，10（2）：107–11.

33. Shipp TD，Bromley B，Hornberger LK，et al. Levorotation of the fetal cardiac axis：a clue for the presence of congenital heart disease [J]. Obstet Gynecol，1995，85（1）：97–102.

34. Jouannic JM，Gavard L，Fermont L，et al. Sensitivity and specificity of prenatal features of physiological shunts to predict neonatal clinical status in transposition of the great arteries [J]. Circulation，2004，110（13）：1743–6. Epub 2004，Sep 13（review）.

35. Miyashita S，Chiba Y. Prenatal demonstration of major aortopulmonary collateral arteries with tetralogy of Fallot and pulmonary atresia [J]. Fetal Diagn Ther，2004，19（1）：100–5.

36. Houyel L，Khoshnood B，Anderson RH，et al. Population-based evaluation of a suggested anatomic and clinical classification of congenital heart defects based on the International Paediatric and Congenital Cardiac Code [J]. Orphanet J Rare Dis，2011（6）64.

37. Pasquini L，Tan T，Yen Ho S，Gardiner H. The implications for fetal outcome of an abnormal arrangement of the abdominal vessels [J]. Cardiol Young，2005，15（1）：35–42.

38. Achiron R，Rotstein Z，Heggesh J，et al. Anomalies of the fetal aortic arch：a novel sonographic approach to in-utero diagnosis [J]. Ultrasound in Obstet & Gynecol，2002，20（6）：553–7.

39. Brown DL，Emerson DS，Shulman LP，et al. Predicting aneuploidy in fetuses with cardiac anomalies：significance of visceral situs and noncardiac anomalies [J]. J Ultrasound Med，1993，12（3）：153–61.

技术方面的挑战

2

　　长期以来，超声被认为是极度依赖操作者，从而给图像本身留下了为数不多的表达空间。近期，一些国家（如法国）的法律改变了这一点，要求在患者的最终报告中使用超声检查中的有关图像。

　　这意味着所获取的图像都应是高标准的，从而才能被不同专业、不同背景的人理解。

　　要做到这一点，就必须掌握：

　　①扎实的超声技术；

　　②声像图取样框的调节；

　　③适应图像的不同灰度，它直接影响眼睛的生理反应。

　　通过回顾超声物理和生物学特征，可以解释为什么要对设备进行微调，就是为了在检查的过程中，提供最好的图像。

第一节　胎儿超声物理原理

（一）组织弹性

　　超声探头晶体的刺激会引起其表面机械变形，逐渐压缩皮肤，紧接着压缩深层结构。以上变形结构的弹性可使其能恢复原来的形状，这种新的变形在经过的组织上产生了压力的变化，这种变化与初始压力相反。

　　这与自行车打气筒是一个道理：压缩气泵活塞阻止气体丢失，随后放松时活塞上升。活塞返回速度随初始压缩力的变化而变化，但这也归因于被压缩成分（在本例中是空气）的弹性。

　　反射波的强度（进而影响图像质量）取决于各种组织的弹性。

29

组织弹性举例

在四腔心切面中（图2-1），超声波穿过组织，这些组织相对于它们的弹性会呈现出不同的回声强度。

①质硬的（如肋骨），表现为高回声，因为所有声波都被反射了，或者都被吸收了，因此无法看到后面的结构（红色箭头）。

②液体（如心腔），它是无回声的，因为它不引起反射，所以在这个结构背后，所有的超声波透过后都出现回声增强（白色箭头）。

③中间组织（如软组织）（绿色箭头）。

（二）超声波反射

在足够大的光滑表面上，超声波的反射就像光反射在镜子上一样。如果超声波直接冲向镜面，图像将是清晰的，但如果角度太大，则图像将是不可见的。在后一种情况下（图2-2），图像被反射到远离探头的地方，因此转换成无回声的图像。

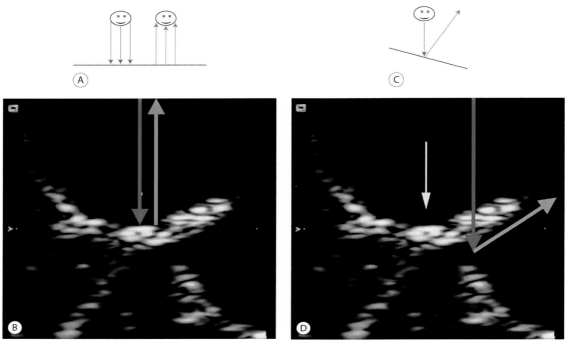

图2-1 有三种不同的回声。无回声（超声图像中由黑色代表超声波没有反射回来：白色箭头）、高回声（超声波大部分或全部都从坚硬的结构上反射回来，因此用黑色和白色表示，就好像所有的超声波都被反射或吸收了：红色箭头）和低回声（中等硬度的结构；超声波略有反弹，用灰色表示：绿色箭头）

图2-2 在光滑表面上的反射可以比作镜子。（A，B）如果超声波的入射垂直于目标的光滑表面，反射波的方向是相同的，因此它将直接返回到探测器。这适用于显示心脏十字交叉结构。（C，D）如果角度不同，整个波就会被反射到远离探测器的地方，如图所示。这也适用于显示心脏十字交叉结构

　　如果遇到的表面不光滑，像磨砂玻璃反射一样，由于反射波的"散射"（图2-3），得到的图像就相应的不那么清晰。

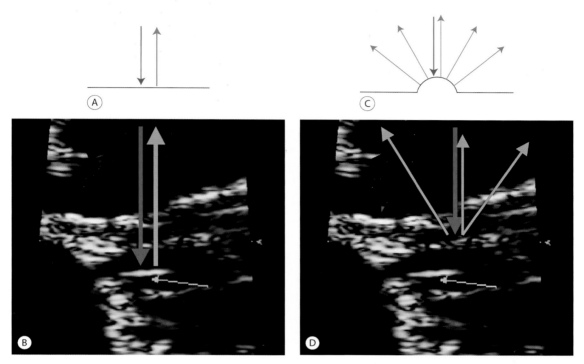

图2-3　反射大小为目标表面的函数。（A，B）如果表面是光滑的，大多数声波将被反射到同一个方向。这适用于腱索。（C，D）如果遇到的表面不光滑，那么产生的声像图将因为能量减弱而显得不那么锐利，如同磨砂玻璃"散射"一个反射波。这适用于锯齿状的表面

　　　　所以超声成像时要积极寻找垂直的光滑表面；特别是在扫查困难的区域，这很有帮助，也很重要。

　　重点是要了解通过增加探头频率，可以使用反射而不是散射在一个更小的表面上，得以产生强回声。

　　如果通过增加频率可以改善图像，则是以误判高回声为代价的（如肠道和肾脏），但应注意，在怀孕初期还是倾向于使用更高频率。

　　在检查平滑表面的室间隔时，以从侧方入射扫查四腔心切面为首选。心肌与心内膜的交界面较心肌壁明显，腱索的图像较心肌壁清晰。由于心内膜的存在，分界更加清晰，能够得到非常清晰的声像图，而且其厚度的测量也更加精确（如妊娠期糖尿病胎儿的室间隔）（图2-4）。

　　在观察感兴趣的结构时，使用垂直入射角度总是有利的，这能够"点亮"小而光滑的表面，而这在倾斜入射情况时是观察不到的。

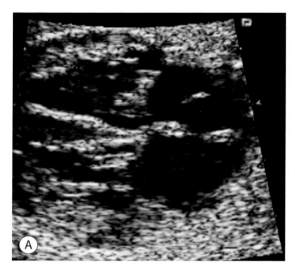

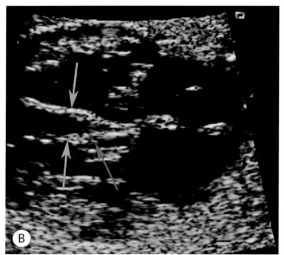

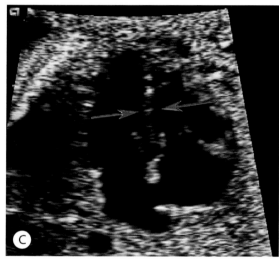

图 2-4　心脏中的应用。（A）在显示表面比较光滑的室间隔时，四腔心切面的侧方入路是首选的。（B）心肌 - 心内膜的分界面变得更加明显（绿色箭头）。这种方法必须避免一个重要的陷阱。腱索的声像比心肌壁更清晰，容易与心内膜混淆，造成室间隔增厚的假象（红色箭头）。（C）相反，心尖切面会限制对室间隔的观察（红色箭头）

（三）最短路径原理

限制超声波的衰减取决于组织的质量或性质，也取决于通过组织超声波的数量（图 2-5）。

选择超声波的入射路径取决于入射后的障碍物。

（四）绕过障碍物

超声束遇到的障碍物越多，超声波衰减就越大，入射声波和反射声波的衰减程度相等，从而最终反射波所能提供的信息就减少了。衰减的程度取决于障碍物的结构，如遇到致密的界面，超声波无法传播到更深处，则会产生不可逾越的声影（如钙化）。

相反，利用无回声区则可促进超声波的传播。

基于这一点，必须努力寻找良好的"声窗"以获得最佳切面，例如使用目标区域附近的液性暗区可以更好地显示目标本身（图 2-6）。

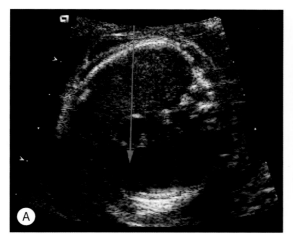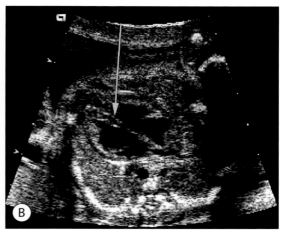

图 2-5 最短路径。可以寻找缩短到达胎儿距离的方法，将左胸放在前面，以便于对心脏的观察。（A）这条困难路径使心脏较难以观察，与肋骨相关的组织造成了一个重要的衰减（红色箭头）。（B）通常在显示脊柱后，在背部和肾脏的压力会导致胎儿移动，从而为胎儿心脏检查提供一个更好的通道，以减少衰减。组织厚度更薄（绿色箭头）和障碍物更少都能大大减少衰减

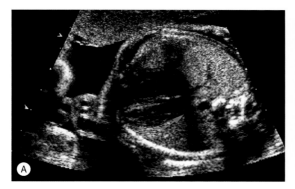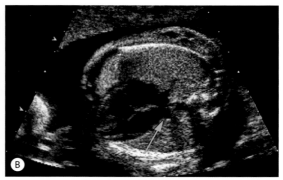

图 2-6 绕过声障。（A）遮盖右下肺静脉的锥形阴影（红色箭头）。（B）绕开肋骨最终可以显示肺静脉（绿色箭头）

必须寻找最佳声窗，从而使目标结构尽可能远离入射声波的路径。声像图的质量直接取决于寻找最佳声窗的能力。

超声检查总是可以被描述为"与时间作战"，因此要努力争取时间和图像质量之间的折中点。因为不管是在度假还是在赶时间，1 小时总是等于 60 分钟。

必须记住，超声波传播的速度与选择的参数是无关的。这个速度恒定是 1560 m/s。超声

波有以下几个特点：

① 103 μs 对应的往返深度是 8 cm；② 51.5 μs 对应的往返深度是 4 cm；③发射声波的时间很短，相对于接收声波来说可以忽略不计；④以上的数据是绝对不变的。

发射和接收的时间是有限的。因此，晶体的两种状态（发射和接收）不可能同时发生。同时，也必须认识到，图像的清晰度取决于像素的大小。

每个点都对应着探头和探查结构之间超声波的往返。

> 声像图总是由质量和帧频（每秒声像图的帧数）之间折中产生的，这取决于特定的目标。

为了提高帧频，可以从一系列参数中选择以下设置，从而减少与扫查目标相关的无用时间损失。参数设置如下：

①待探索目标的区域；②受激发的晶体数量；③传播距离；④焦点的数量；⑤使用彩色多普勒。

第二节 是什么耗费时间？

（一）待探索目标的区域

探查的表面越大，声束线的数量就越多，这将大大增加脉冲数量，以至于远超过所需的数量，增加形成图像所需的时间，使帧频大大降低。为了提高帧频，有必要限制感兴趣区域。

（二）受激发的晶体数量

这个数量取决于区域的大小。受激发的晶体越多，获取声像图的时间就越多。如果选择一个狭小的区域，受激发的晶体数量就更少。因此，①在不影响帧频的情况下，增加每幅图像的线密度可以获得更好的清晰度。②保持每个图像相同的线密度，以增加帧频。大多数机器允许与心脏有关区域的侧向衰减。

> 在选择二维缩放时，毫无疑问，为了提高帧频，使用彩色多普勒时应选择一个更高而不是更宽的"取样框"。

（三）时间距离

探查区域越深，声波传播距离越远。操作者别无选择，只能等待。一些超声仪器将接收超声波的时间限制在那些被放大区域的回声。

这提供了可用于增加帧频和提高声像图质量的时间优势（通过调节那些减少时间消耗的设置，如减少超声束的线密度或焦点数量）。

因此，有必要尽可能限制深度。

（四）焦点的数量

这种控制操作常被遗忘，但必须不断调整以适应这种情况。这个设置可以优化超声，因为如果感兴趣区离焦点很远，图像质量损失的内容可能是非常重要的，特别是在使用高频率腔内超声检查过程中。

有一个问题常被忽略，当焦点的位置被正确调整时应该注意每一次扫描在焦点对应的范围内会更精确。可以通过多次扫描来解决这一问题，每次扫描都有不同的焦点。在这样的过程中，只保留每次扫描的不同焦点，然后将它们组合起来，创建最终的声像图。当以这种方式构建声像图时，显然需要花费更多的时间（图 2-7）。

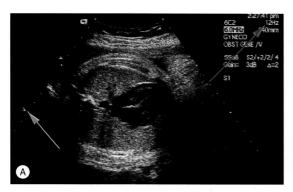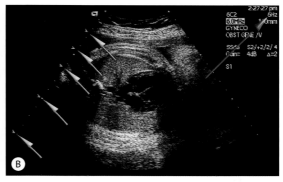

图 2-7　聚焦。（A）声像图只有在窄频带内才能显示清晰。（B）窄频带的多次使用有利于检查更深的结构，但这是以降低帧频为代价的。焦点数量：绿色箭头；帧频：红色箭头

帧频要除以使用的焦点数量，其值可以高达 8 或 9。

如果感兴趣区域缩小并限制在适当的范围内，这个常数就可以忽略。在此过程中，超声仪器将自动调整，使目标完全在这个区域内。

（五）使用彩色多普勒

多普勒效应能够探测到运动的存在。这样就可以通过研究入射声波在运动目标上的频率变化来量化方向和速度。

彩色多普勒是最大的"时间吞噬者"。每个像素（每个颜色单位）代表一个脉冲。每个

脉冲分析每个小目标（其大小仅为一个像素）运动引起的反射波频率变化。为此，必须增加采集二维声像图所需的时间。

这就解释了为什么要尽量减少彩色多普勒探测目标面；而节约的时间可以用来增强图像的质量。

通过相同的机制，当检查胎儿心脏时，应尽可能缩小二维图像范围（即使它比彩色多普勒效率低，无法保证令人满意的声像图）。

多普勒在脉冲多普勒或彩色多普勒模式下所耗费的时间，使得彩超仪器制造商建议对这些模式中的每一种模式进行独立冻结（一般为二维），为剩下的部分留出更多时间（一般为彩色多普勒和脉冲多普勒）。某些制造商为了保持最佳的图像质量而拒绝启用三重模式（二维、脉冲多普勒和彩色多普勒）。

第三节　多普勒的物理原理

（一）多普勒的颜色和时间

运动可以用以下四种多普勒模式来表示。

1.连续多普勒

这是由所有组织反射波的频率变化造成的，这些反射波穿过一条垂直于探测器晶体的线。所有频率变化都显示在一条曲线上，就好像两个目标在向相反的方向移动。然而，这种模式并不用于产科。

2.脉冲多普勒

这种模式允许对超声束的局部取样。它可以避免不同血流的重叠。超声波将聚焦在取样容积之间数量非常少的组织，可以导致短时间内的密集刺激，从而引发过度发热。临床上必须谨慎使用此模式，尤其是在孕早期。

3.彩色多普勒

脉冲分布在一个大范围内，因此组织聚集程度会小得多。虽然过度发热风险降低了，但它会导致帧频明显降低。在这种模式下，来自反射波的信息将根据血流的方向和速度转换为颜色。显示的区域是一个比脉冲多普勒更大的平面。每个取样点被视为一个单独的彩色点，整体形成一个真正的血流图。

4.能量多普勒

利用与彩色多普勒相同的原理，但其成像依赖于振幅的变化，而不是频率的变化。无论其血流方向如何，都能显示出血流图。

这些方法遵循不同的规则。

（二）入射角度

对于脉冲多普勒和彩色多普勒，除了入射角度之外，大部分的二维原理都适用，这些技术都是依赖于角度的。

能量多普勒也利用了二维的原理，由于它仅与运动目标上反射波的振幅变化有关（与频率变化无关），所以它与角度无关。另一方面，它没有给出关于运动方向或速度的信息。

在脉冲多普勒和彩色多普勒模式下，需要入射角度尽可能接近运动轴。因此，它以恒定速度产生最大的频率变化。

从另一个角度考虑这个问题。想象一下，一个孩子朝一辆汽车的方向扔了一个球。如果汽车向孩子移动，球会回得更快；如果汽车离开，球会回得更慢。如果投掷的角度接近汽车行驶轴线的角度，那么这种速度变化将变得尤为重要。

> 为了简单地在脉冲多普勒或彩色多普勒中看到这一点，有关速度变化的原理适用如下：
>
> 如果声波击中靠近探测器的目标，它会以更快的速度返回。
>
> 如果击中远离探测器的目标，声波的返回速度就会减慢。
>
> 如果脉冲的轴向与运动的轴向相同，这些变化就会变得最明显。

物理原理与障碍物反射波的周期性变化相对应。这种周期性的变化使仪器能够计算运动的方向和速度。

实例

为了寻找肺静脉，需要选择的超声波束方向尽可能接近轴向，以便能够检测到最慢的血流，同时可以实现最佳的彩色填充（图 2-8）。

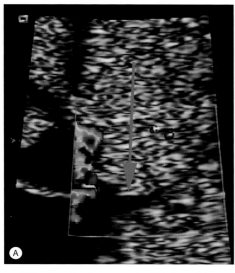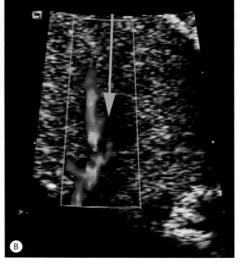

图 2-8 入射角度。（A）为了寻找肺静脉，选择了垂直入射角，以便更好地观察它们的管壁（红色箭头），但在彩色多普勒中是无法显示其血流的。（B）如果改变路径，使之尽可能地平行血流方向，则不会看到管壁，但血流会得到优化。这样可以检测到最慢的血流，并得到最佳的彩色填充（绿色箭头）

（三）脉冲重复频率和混叠

脉冲重复频率（pulse repetition frequency，PRF）是由探头产生的脉冲频率，即其周期性（不要与探头的频率混淆，探头的频率是发射超声波的特性）。给定的脉冲重复频率水平意味着检查仅在最小和最大流速之间准确。如果流速低于最低限度，血流将被设备忽略，因而看不到。如果超过最高限度，则血流将由一组反方向移动像素的混乱并置来表示。它甚至可以表示与真实运动完全相反的方向。这就是混叠现象。混叠的特征是众所周知的：彩色信号倒错的出现提示应调高脉冲重复频率，直到声像图上血流显示为一个均匀的颜色；另一方面，缺乏彩色血流信号时，应该调低脉冲重复频率来寻找更慢的血流速度。

> 必须不断调整脉冲重复频率来适应需要观察的血流速度：
> 肺静脉：血流速度慢，低脉冲重复频率。
> 主动脉：血流速度快，高脉冲重复频率。

一个正确的设置会使血管内形成均匀的血流信号，而血管外几乎没有血流信号，从而形成一个精确的血管轮廓（图2-9）。扫查方向影响入射声波脉冲重复频率的设置，是多普勒调整的一个重要因素。设置不当会造成错误解释血流方向和血流速度，这也是混叠现象。

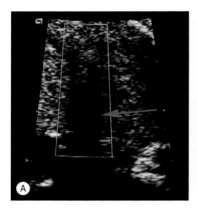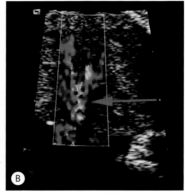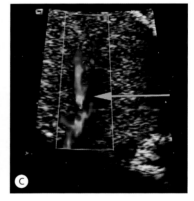

图2-9　脉冲重复频率。（A）脉冲重复频率过高：血流未显示。（B）脉冲重复频率过低：血流可被检出，但非常不精确。（C）合适的脉冲重复频率：血流可被检出并且显示准确

在能量多普勒中没有混叠现象，因为该技术既不显示血流速度，也不显示血流方向。混叠现象对应的是反射波到达预定时间之外时所产生的错误信息。最常发生在下一轮超声波发出后。

虽然超声波速度恒定，但反射波的频率是变化的，是目标移动在超声波束上触发的。

超声波在平衡点附近产生正弦位移，可以用曲线表示。超声波的频率表示为两个平衡点之间距离的函数。该曲线可以与固定在墙壁和汽车之间的弹簧进行比较，如果汽车向墙壁方向移动，弹簧压缩，线圈将靠得更近。如果汽车往远离墙壁方向驶去，则会发生相反的情况，弹簧减压，线圈将分开。如果汽车保持静止，则弹簧不会改变。这就是多普勒原理背后的故事。

曲线表明，在同一点上可以找到一个纵坐标，纵坐标既代表上升斜率，也代表下降斜率。

超声仪器仅从曲线上的点接收信息。对于每个给定的点，它的纵坐标值在上升斜率与在下降斜率相同。超声仪器根据预期每个点的到达时间找到这些点来确定斜率，斜率的确定基于超声波通过目标结构的假定速度。脉冲重复频率的调整定义了此"时间段"。如果超声波通过目标结构的实际速度与假定速度不同，则上升点可能与下降点同时到达，因此频率变化远比实际运用重要得多（图 2-10）。

建议不断地为所检查血流速度调整脉冲重复频率。这种"调整"最明显的例子是

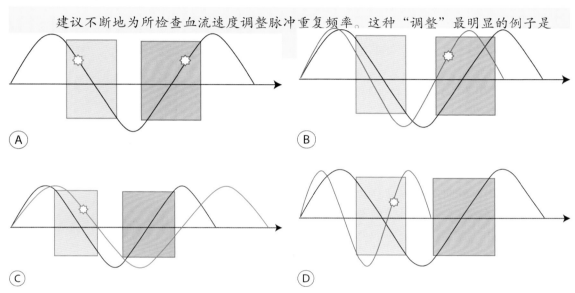

图 2-10　超声波。曲线对应的是目标的一个点围绕其平衡点随时间的变化移动（绿点为返回平衡点时，红点为向上移动时）。如果目标的移动改变了超声频率，正弦波则明显变长。这是方向和速度的函数。脉冲重复频率包含两个时区的计算：目标移动时，一个呈上升曲线（绿色框），另一个呈下降曲线（红色框）。（A）在固定目标上运动点的振动曲线。脉冲重复频率定义的是下降点和上升点（分别是绿色和红色点）何时到达"时间框"（绿色和红色框）。移动速度改变曲线的周期（返回平衡点的时间）。（B）当目标沿着探头扫描方向发生移动时，频率会更高，并且上升点会位于目标静止时其所处的位置之前，看起来会更快地"下降"，见红色框。该速度将表示为正向。（C）如果目标运动方向与探头相反，则频率会更低，因此下降点（绿点）的到达时间要比目标静止时稍晚一些。（D）信号倒错。在此，移动也沿着探头方向，但与预测速度相比更快。频率的变化将使上升点（红色）坐落在为下降点保留的区域内（绿色方框和点）。点的颜色是机器无法区分的，所以在这个方框中，它被计算为一个绿色的点（回到平衡点的点），而不是一个红色的点（在 C 和 D 中显示的情况是无法区分的）。而对速度，后续解释则错误地表示为负

用于显示心腔的血流和四根肺静脉的血流。

无论使用何种频率或深度，超声波发射时间与接收所需时间相比，都是可以忽略的。

（四）3D 技术

近年来，技术的高速发展打开了新局面。3D 技术正在革新胎儿心脏成像。3D 技术包括获取一个超声容积，通过横向机械扫描由多个超声帧并置构成。由于采集图像尺寸太大，对

图像质量不利，多年来，这种方法一直局限于固定目标。

> **!!! 注意 !!!**
>
> 虽然使用 3D 技术更容易获得正确的视图，但它永远不能代替普通的初始声像图。

计算机科学的最新进展使获取信息所需的时间大大缩短，从而能够实时获取容积数据。图像质量也有了较大进步，如今可以非常精确地研究心脏结构。

时空图像相关（spatiotemporal image correlation, STIC）方法是新的应用程序之一，它能够以经典彩色多普勒或能量多普勒模式重建心动周期所获得图像（图 2-11）。

最近成像处理的另一种模式称为反转成像。在这种模式下，低回声结构被分离出来并着色，从而可以观察心脏腔室和血管模型。与彩色多普勒相反，它可以观察各种流速的血管，从而可以同时观察所有血管。此外，由于它未使用多普勒模式，因而有更多时间集中处理图像或帧频。

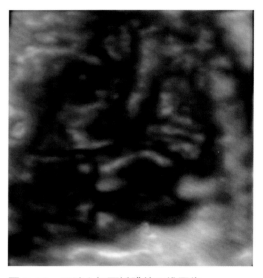

图 2-11　四腔心切面瓣膜的三维图像

最后，在减少采集时间的同时，提高图像质量最可能有希望的就是在临床工作中选择矩阵容积探头，机械扫描被电子扫描所取代。从单晶手动扫描到电子扫描，这些新技术的应用，可以期望图像质量得到明显改善。

目前，磁共振只局限于胎儿出生后的检查，然而一旦磁共振的分辨率及成像速度能在胎儿期被有效利用，那么它对胎儿心脏可能会有极大的应用价值。

（五）运用：设置

目前的超声设备质量一般足以确定心脏是否正常，操作者甚至可以在整个检查过程中保持相同的设置。但仍要知道，什么影响图像、如何改变相关设置，进而改善图像质量，这是有实用价值的。

第四节　运用：机器的调节

（一）二维超声的调节

二维超声需要不断地调节缩放、聚焦和增益，而其他参数可预设好并保持不变。

1. 缩放

使用缩放功能时，虽然新图像会破坏稳定性，但这个功能能够更好地观察某些对象的细节，有时会引导关注尚未被怀疑的结构（图 2-12）。

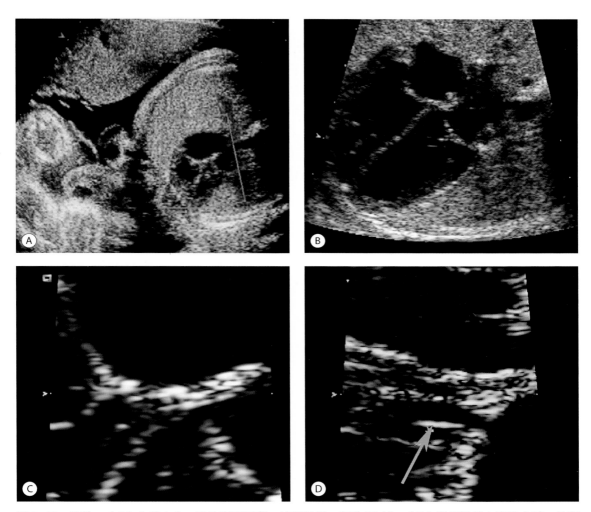

图 2-12　缩放。（A）心脏太小，无法看到细节，帧频很低，每秒 20 帧。（B）适当地放大观察心脏，具有更好的帧频（每秒 40 帧）。（C）更大的缩放突出了结构和不同的回声（帧频为每秒 100 帧）。（D）这种放大可以看到一些未知的结构，例如三尖瓣隔瓣附着点（绿色箭头），但前提是有一个良好的超声扫查路径。高帧频能更好地观察瓣膜的运动

缩放功能可以针对所研究的区域进行仔细观察，而不让操作者被邻近结构所干扰。

在一些超声设备中，使用这个参数将仅处理直接来自该区域的超声波，以一种实际的方式增加图像的帧频，或者需要设置更多时间来实现相同帧频。

使用缩放的示例

缩放功能对于研究心脏至关重要。当采取适当方法时，缩放功能可以帮助仔细观察尚未

被怀疑的结构，比如心脏十字交叉结构、三尖瓣隔膜附着点，即使使用相同的方法及扫查路径，如果不使用缩放功能，这些结构依然是无法看见的。这里需要使用一个非常特殊的设置，可以优先选择界面和图像帧频（不同结构的回声是多种多样的，胎儿心跳 145 次 / 分钟），但这种设置在其他器官不可使用。

2. 聚焦

每一次扫查在焦点范围内会更加精确，可以在感兴趣区中移动焦点。虽然涉及焦点的设置经常被遗忘，但应始终调整、优化取样框（图 2-13）。

当使用有效的缩放功能时，这个问题很快就得到解决了。如果感兴趣的区域足够小，允许进行充分放大，则不需要改变焦点的设置，因为机器自动地将其焦点区域设置在缩放范围内。

每次扫描都有不同的焦点区域，可以通过多次扫描来实现焦点区域的扩大。然后，保留每次扫描的焦点区域，这些焦点区域最终将被并置创建最终的声像图。这么做是以时间为代价的，帧频将要除以使用的焦点数目（焦点区的数目可达 8 或 9 个）。

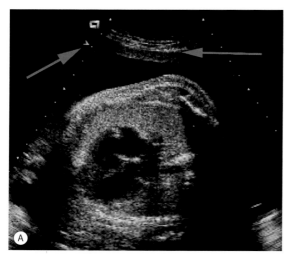
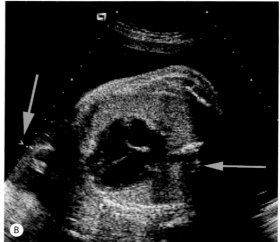
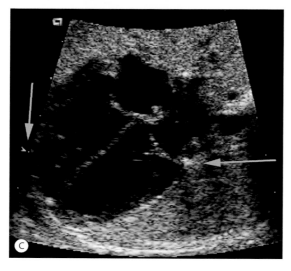

图 2-13　聚焦。（A）焦点太高（红色箭头），感兴趣区不够精确。（B）更好地确定焦点的适当位置（绿色箭头）。（C）局部放大心脏，焦点将自动放在合适的位置（绿色箭头）

对于静止的区域，在研究声场后方的整个范围，需要多个焦点区域（主动脉弓和降主动脉）。

对于快速运动和小范围区域，使用一个焦点区域（如心脏的十字交叉结构）。

3. 增益

增益单位以分贝（decibel, dB）表示，作为对数单位，增益经常过高并伴有"燃烧"图像（图像太白）的风险，模糊了对诊断至关重要的回声差异。应对其进行调整，以获得关于研究结构的最大信息量，虽然这往往会不利于图像其他部分的显示。心脏的特征与其他组织有很大的不同，使用缩放功能后调节增益可优化图像（图 2-14）。某些仪器制造商已实现这一功能的自动化。

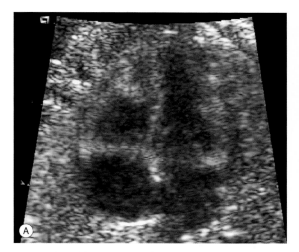
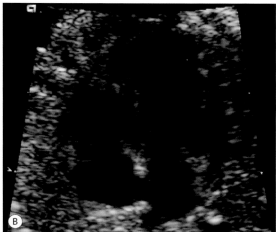
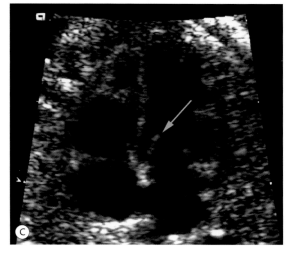

图 2-14 增益。（A）增益太高：灰度的细微差别被破坏。（B）增益太弱：会忽略某些结构，例如回声较低的瓣膜。（C）正确的增益设置：对所显示的区域给出一个适当的灰度值，可以正确显示回声较低的瓣（箭头所指）

在彩色多普勒模式下，增益的调节是必不可少的：

过低：会造成血流缺失或血流管径显示窄小，但实际情况并非如此。

过高（血流混叠）：血流信号将成倍增加，产生难以解释的图像，并显示出比实际管径更大的血管轮廓。

4. 预设条件

在彩超仪器上以特定程序预先设置（如 "通用" "心脏" 或"浅表"），关于预设，没必要更精细地了解，它可以使图像最优化、有利于观察精细结构，例如心脏瓣膜开放时的快速运动。

动态范围

同样用 dB 表示。降低动态范围会增加对比度，从而使图像锐化，但同时会缩窄灰阶，因此图像变得更加黑白分明（图 2–15）。

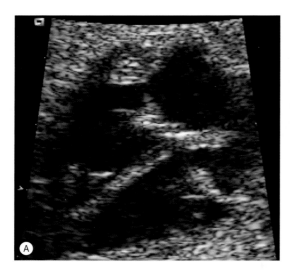
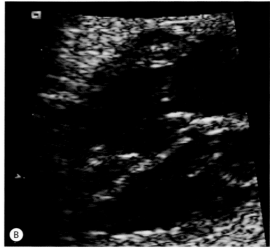
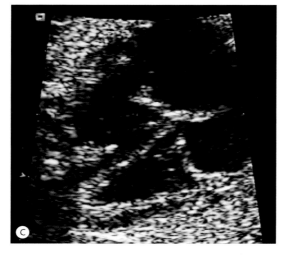

图 2–15 动态范围。（A）过高动态范围可破坏对比度、模糊轮廓。（B）降低动态范围使轮廓更精确。（C）正确的设置：对所研究的区域给出一个合适的灰度，使瓣膜清晰可见

当需要区分心肌结构和心包积液时，低动态范围是不推荐的，因为会使心肌回声显示得非常低（类似于液体回声）。如果有疑问，应当提高动态范围以增加灰度，从而仅增强心肌回声，使其与心包积液区分开。

> 在观察胎儿心脏时，为了通过降低血液回声以获得更清晰的心腔界面，应该选择一个相对较低的动态范围。
>
> 在观察心肌时，应调高动态范围来增加灰度，从而对心肌结构的观察更加形象化，而不仅仅是简单观察心脏轮廓。

5. 频率

与波长相关，频率越高，多重"镜像效应"反射得到的图像越精确。频率越高，体积越小的结构就越像"镜子"，产生强烈的回声。与此同时，经过一定厚度的组织，衰减呈指数增长，因此限制了探查的范围。

> 超声波的传导速度与频率无关，对帧频没有影响。为方便起见，无论是二维、彩色多普勒还是脉冲多普勒，都应尽量从高频率开始扫查。如果衰减太大，再降低频率。

6. 每幅图像的脉冲线密度

这种调整也被称为时间空间分辨率，取决于超声仪器制造商。

声像图是基于每个脉冲若干数量的线来构造的。就像频率一样，脉冲线密度越高，图像就越精确。增加线的频率和密度可以提高分辨率。

> 要试图在静止的目标上增加线密度。
>
> 有效地放大图像相当于在相同帧频下增加线密度。

7. 余辉

程度视特定的仪器而变化。余辉是图像在时间上的叠加，使图像具有"平滑"和更规则的特征（图2-16）。胎儿心跳每分钟145次，速度之快，以至于重叠的图像往往会有细微差别，从而产生模糊的效果，比如观察位于心脏中间位置的瓣膜。这与拍照时移动的情况类似。

> 在对胎儿心脏的检查中，余辉可以消除模糊。

8. 轮廓

程度视特定的机器而变化。这个设置可以选择那些垂直于超声波声束的线状结构（图2-17）。它在心脏等器官中特别有用，因为心脏有许多交界面（会产生非常强烈的反射回声），尤其心脏瓣膜。这个调整只有在入射角垂直的时候才能得以发挥。

这种方法对于测量妊娠期糖尿病孕妇胎儿的室间隔非常有用。心内膜光滑，与心肌相反。

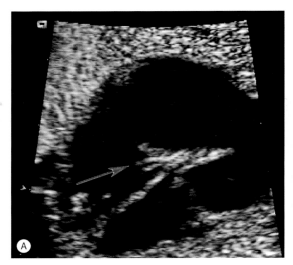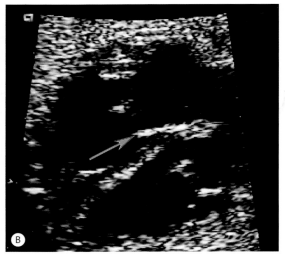

图 2-16 余辉。（A）最大余辉：图像不那么锐利，但会模糊，特别是位于中间位置的瓣膜。同时瓣膜将增厚。（B）没有余辉：图像锐利，不模糊，每一帧都"可利用"。这种设置在观察瓣膜和间隔时非常重要。这样可能会高估，认为腱索回声非常高，因为腱索平行于室间隔。但这种不确定性将通过精确的每一帧来消除，通过观察两帧图像的腱索运动。数值越低，随着对比度的增加，心腔回声越低

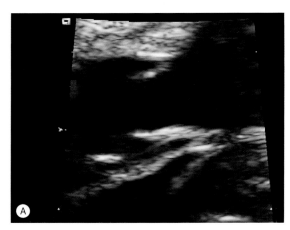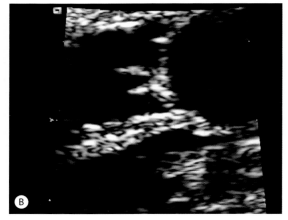

图 2-17 轮廓。（A）关于心脏的显示，"轮廓"少的图像会模糊，从而会导致一些问题。（B）最大限度地利用轮廓线使隔膜和瓣膜更好地显示

回声体现了这一点，测量室间隔时有一个明确的界线，也只有当采用垂直方法时才能从光滑界面的"镜像"效应中获益，也就是通过横向扫查路径。

这些设置能很好地观察房室瓣在心脏十字交叉结构上的错位排列，甚至能突出显示连接二尖瓣和三尖瓣的纤维桥。

（二）多普勒的设定

二维模式的物理原理也适用于此，特别要注意超声波束的入射情况和彩色多普勒中的时间因素，其中每个像素对应一个超声波的单独往返。

必须记住尽量缩小取样框的大小，以限制受激发晶体的数量（图 2-18）。这适用于脉冲多普勒或彩色多普勒以缩短时间。

1. 入射声波的方向

为了强调频率的变化，确保多普勒灵敏度良好，如在"物理原理"中，孩子玩一个球，必须尽可能平行超声波发射方向（图 2-19）。

2. 脉冲重复频率

应根据目标速度和超声波角度不断调整脉冲重复频率，这样接收到的声波才会达到预定时间和位置（图 2-20）。过高：存在的血流会被当成不存在。过低：大部分血流会掩盖正在观察的血管。如果脉冲重复频率太低，血流将被忽略。

对于心脏，当仅观察流速最快的血流时，脉冲重复频率应设置为最大值。相反，在观察

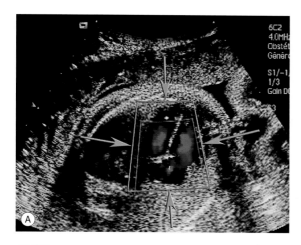

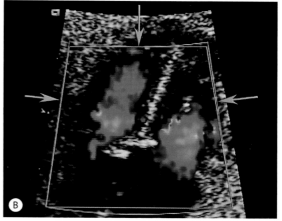

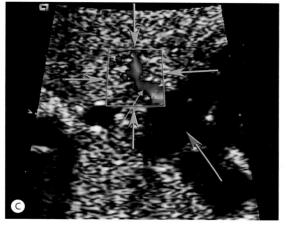

图 2-18 缩放。（A）较大的二维声窗，帧频为 17帧/秒。（B）同样的彩色取样框在范围很有限的二维区域内，帧频为 26 帧/秒。（C）较小的二维图像和较小的取样框用于显示肺静脉，帧频为 50 帧/秒。这样做的好处是避免了四个腔室（红色箭头）都上彩，这将"淹没"肺静脉

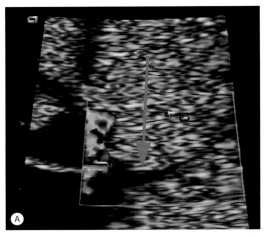
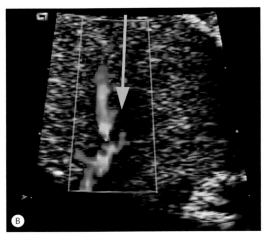

图2-19　超声波方向。（A）超声波垂直于肺静脉，可优化肺静脉壁的二维成像（红色箭头），但会误以为没有血流。（B）简单改变入射角，就可以使肺静脉血流出现（绿色箭头），但无法显示肺静脉壁

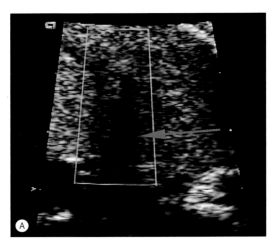
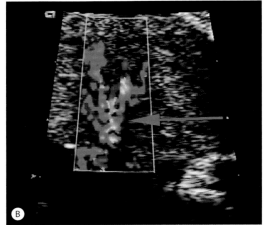

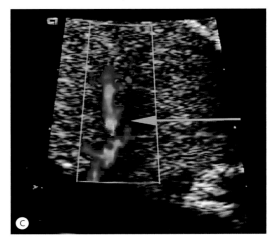

图2-20　脉冲多普勒。（A）对于血流来说，脉冲重复频率太高，则无法显示血流信号（红色箭头）。（B）对于血流来说，脉冲重复频率太低，则导致彩色混叠。大部分的颜色是红色，代表这些静脉的错误方向，间杂着一些蓝色血流则代表相反的方向（红色箭头）。只能得出存在血流流动的结论。（C）PRF设置得很好，以蓝色表示方向正确的均匀血流（绿色箭头），并明确显示其血流速度

肺静脉时，则应尽可能地降低脉冲重复频率。

3. 彩色增益

彩色增益的调节经常被遗忘。最好在选定扫查区域和脉冲重复频率后再做最后的调整（图 2-21）。

如果增益太低，会以为没有血流，而低估血流的宽度，甚至是低估血管的大小；增益太高，会有很多伪像掩盖血流，彩色填充分界不清，让观察者误以为血流的宽度及血管内径比实际更大。

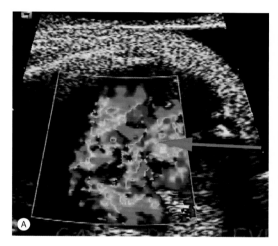
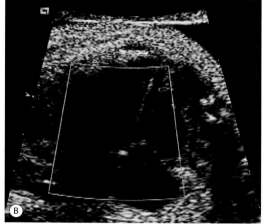
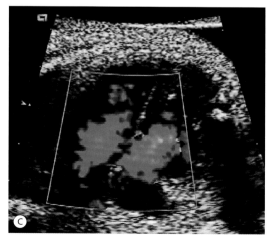

图 2-21 增益。（A）增益过高，伪像"燃烧"了真实的血流。（B）增益太低，血流被忽视。（C）增益调节得当，可以很好地观察到四个腔室的血流

第五节　胎心检查的应用

（一）超声结构

心脏组织的回声梯度尤为重要，它不仅与心脏组织内血液的差异有关，还与各种心脏组织本身的结构差异有关。

心肌是一种密度不是很高的组织，由各个方向的纤维构成，因此对超声来说，心肌并不依赖于超声入射角。

相反，瓣膜和腱索是非常致密的纤维组织，具有单一的方向，产生重要的镜像效应，使它们在超声检查时非常依赖于入射角度。

心内膜是超声反射的中介组织。垂直于超声波，可将其与心肌区分开来，这一特征在妊娠期糖尿病孕妇中对胎儿室间隔厚度的评估尤为重要。

（二）胎儿心脏位置

胎儿心脏平躺膈肌上，周围环绕着肋骨。因此，当胎位变化，而且几乎是不断运动的时候，观察它的声窗就变窄了。所有这些因素加在一起，就要求检查者对心脏位置和解剖结构有很好的了解，以便提前确定适合每个参考切面的扫查路径。

操作

目标心脏本身跳动得很快，观察者必须跟上它的节奏。不仅是心脏快速跳动，胎位自身也在不断变化。

胎儿心跳平均 145 次 / 分钟，这使观察者对帧频很依赖，尤其是在观察瓣膜运动时。

呼吸运动有时需要先把探头放在胎儿正确位置上，然后耐心等待，直到需要观察的结构通过声窗时才能被捕捉到。

可以利用胎儿的某些运动，甚至激发胎心运动，导致胎位的变化，这将更有利于寻找各个切面。

超声专家的目标应该是要正面直接观察各结构，同时要非常小心地避开目标前方的"食波者"，始终将自己置于多普勒运动轴上。

扩展阅读

Arbeille P. Mise au point 2003 sur les risques d'effets biologiques par échographie, Doppler pulsé et couleur in SFAUMB 2003; www.sfaumb.org.

Chaoui R, et al. Three-dimensional (3D) and 4D color Doppler fetal echocardiography using spatio-temporal image correlation (STIC). Ultrasound Obstet Gynecol 2004;23(6):535–45.

Kremkau FW. Diagnostic ultrasound: principles and instruments. 5th ed. Philadelphia: W.B. Saunders Co. Ltd; 1998.

Kremkau FW, Taylor KJ. Artifacts in ultrasound imaging. J Ultrasound Med 1986;5(4):227–37.

Lee W, Goncalves LF, Espinoza J, et al. Inversion mode: a new volume analysis tool for 3–dimensional ultrasonography. J Ultrasound Med 2005;24(2):201–7.

3

如何看待：解剖与超声的联系
——3 个步骤，10 个关键

本章内容

在进行一切临床检查之前，首先需要通过病史和问诊来明确几个要点，包括：

先天性心脏病的家族史。父母或兄弟姐妹中有无先天性心脏病[1]，以及亲属中有无不明原因的新生儿死亡。

致畸因素。接触锂元素或抗癫痫药（即使在用叶酸治疗的情况下）、糖尿病[2]或苯丙酮酸尿症。值得注意的是，饮酒很少致畸[3]。

在已知的正常核型中，妊娠早期发现非整倍体阳性标记物提示非整倍体的风险上升。这些标记物在识别心脏畸形方面也非常有效[4,5]（见第 5 章）。

在了解病史后，要分 3 个步骤和 10 个关键点来确认心脏结构，旨在排除胎儿时期可见的主要心脏畸形。

使用这种方法时，超声检查可以比作读一本庞大的书籍（图 3-1 ～图 3-3）。

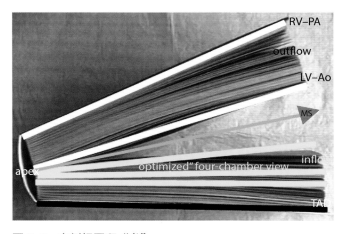

图 3-1　左侧视图翻"书"

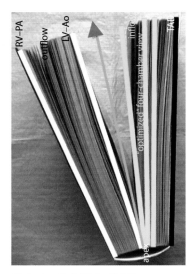

图 3-2　俯视图翻"书"

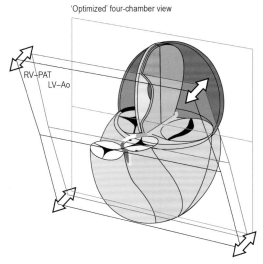

图 3-3　直观显示心脏的不同切面（最佳四腔心切面）

（1）经腹部切面（transabdominal diameter，TAD）是这本"书"的封面页。

（2）经过几页简短的介绍后，就来到了"流入道"章节。这一章的所有重要信息都可以在一页叫"最佳"的四腔心切面上找到，稍后会介绍如何获取它。

（3）这本"书"也帮助胎儿心脏超声医师确认了某些"危险"的页面。在流入道和流出道交界处探查室间隔，能看到室间隔缺损（ventricular septal defect，VSD）的位置，从而清楚地区分是流入道侧还是流出道侧的膜部小室间隔缺损。膜周部的室间隔缺损是最常见的心脏疾病，临床上通常是由于产后孩子的心脏杂音而发现的。在产前，除了偶发概率与病理相关之外，检查到这些膜部的小室间隔缺损时，父母反而会过分担心这个问题，但它对整个孕期几乎没有很大的影响。在大多数情况下，小的室间隔缺损可能在婴儿早期自发消失。同时，产后儿科检查中发现此异常也不影响预后。

（4）经过这个"需避开的误区"，流出道章节需要从开始到结束，从上到下，从右到左，甚至是对角线都要彻底查阅才能完全清晰。

在本次检查结束时，超声专家能够将这些正常结果的图像填加到患者的医疗档案中。而在异常的情况下，专家应尽可能采集不同角度的图像，以消除可能出现的错误图像。在首诊医生或在第一次检查怀疑心脏畸形时，应转诊给更专业的超声医师，让患者进行完整的影像学检查。发现孤立性心脏畸形时，应咨询儿科心脏病专家以明确诊断及判断预后。

第一节　第一步　确定位置：2个关键点

第1点：偏侧性。胎儿右侧可以看到胆囊和下腔静脉（inferior vena cava，IVC）；胎儿左侧腹部显示胃泡（图 3-4）；在心尖切面（图 3-5），脊柱左前侧与左心房的后方仅显示一根血管，即降主动脉。

第 2 点：心轴。心尖通常指向左侧，室间隔（interventricular septum，IVS）作为轴线，与胎儿前后轴形成约 45° 夹角（图 3-6）[6]。

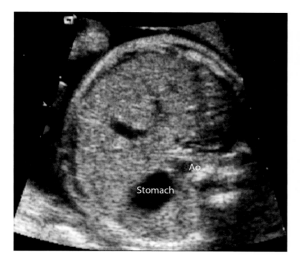

图 3-4　经腹超声切面，显示胃泡和主动脉位于左侧

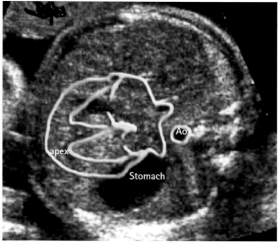

图 3-5　同图 3-4，叠加了心脏的四腔心切面图，主动脉和心尖位于左侧

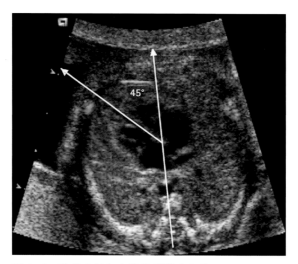

图 3-6　胎儿心轴与身体前后轴夹角为 45°

（一）临床实操

通过经腹部切面采用类似"升降机"手法由足侧向头侧扫查至四腔心切面，可确认上述 2 个关键点（图 3-7）。在确定胎位（头位或臀位，脊柱位置）后，进行经腹部切面扫查。

脊柱的左侧为腹主动脉，再前面是胃；腹部中心点是脐静脉的一部分；右侧腹由前往后依次为胆囊、下腔静脉、右侧肾上腺。在横切面中，当超声束穿过肋间隙时，远场的肋骨大部分能较好地被显示，即证实了胎儿视图的轴向特性。在声束穿过肋骨尖端时，可显示两侧完整的肋骨。

确定方位后，切面是稳定的，四腔心图像被获取，采取"升降机"手法沿着主动脉和下腔静脉两个血管向头侧平移（图 3-8）。向上通过几个肋间隙后，到达最佳四腔心水平，其显示心尖部和两侧下肺静脉。在扫查过程中需特别注意下腔静脉接受肝静脉血流后，穿过膈肌再通过卵圆孔（foramen ovale，FO）汇入右心房（right atrium，RA）。

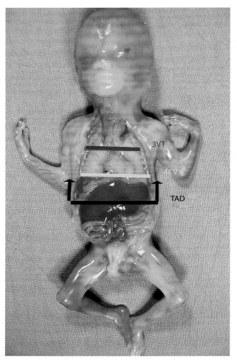

图 3-7　正面观察胎儿的不同切面水平。黑色箭头显示经腹部切面向四腔心切面的平移。3VT：三血管气管切面；4CV：四腔心切面

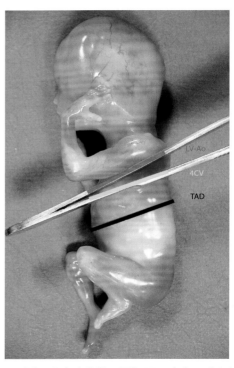

图 3-8　侧面观察胎儿的不同切面。注意四腔心切面与左心室—主动脉切面的夹角呈锐角

（二）验证偏侧性

1. 器官的位置

胎儿的胆囊位于右侧，胃泡及心脏位于左侧。但仅在一个切面上确定两个器官的方位是不够的，需确保所见为胎儿左侧。为此，对直接面向患者工作的超声医师创建了一个 Situs 轮盘法以帮助诊断（图 3-9）。

Situs 轮盘的外圈用于确定怀孕日期。此轮盘由两个轮盘组成，对应于胎方位（头位或臀位）。将需要检查的胎方位屏幕图像与该示意图对应，在每个胎方位的前面可以看到对应于该胎方位的四腔心视图，从而验证胎儿的偏侧性。通过这种方式，可以确定胃和心脏位于同一侧（胎儿的左侧）。事实上，在胎儿背部的相同位置，无论是头位还是臀位，四腔心切面都能对应轮盘表里的图像。胎儿背部位置朝前时，通过对比超声图像和轮盘表图像，可以排除完全性内脏反位。

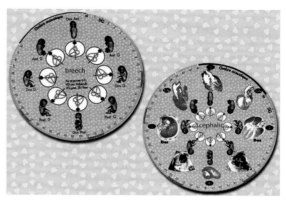

图 3-9 Situs 轮盘法显示头位及臀位胎儿

2. 血管的位置

腹主动脉位于脊柱的左前方。下腔静脉（图 3-10）在经腹部平面偏右肾前方。胆囊位于肝右叶中，在胎儿期通常体积较大。在内脏异位症（visceroatrial heterotaxia，VAH）的左侧异构中，下腔静脉的肾水平以上部分可能缺失，因此可以看到较宽的奇静脉回流，与主动脉伴行，后穿过胸腔汇入上腔静脉（superior vena cava，SVC）[7]（图 3-11）。

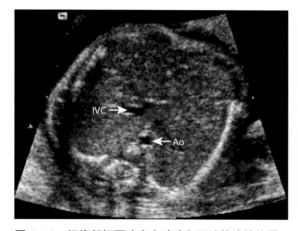

图 3-10 经腹部切面确定主动脉和下腔静脉的位置

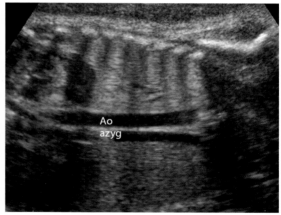

图 3-11 胎儿矢状面可见胸腹之间两个血管平行走行的病理情况（内脏异位症的表现）

3. 心轴

心尖通常指向左侧，其轴线以室间隔轴线表示（图 3-6）。该轴与胎儿前后轴的夹角约 45°。在解剖学上，心轴线以经过室间隔的冠状动脉前降支来划分，也是测量和评估各心室大小的重要参考指标。

第二节 第二步 识别流入道：4个关键点

这一部分将验证以下内容：

第3点：心脏位于膈肌上，经下肺静脉与肺部相互固定。

第4点：有4个心腔（有且仅有4个，不是3个也不是5个）。

第5点：心腔具有收缩性、平衡性和一致性。

第6点：心脏的中心点（十字交叉）由2个附着点有错位的瓣环组成。

临床实操

1. 第3点：下肺静脉汇入心脏处的四腔心切面

这是获得最佳四腔心切面的关键之一（图3-12）。经腹部向头侧扫查可见一根或两根完整的肋骨即可确保这个切面的轴向特征：心脏位于膈肌上（图3-13）。

两侧下肺静脉和心尖部的位置固定（图3-14）是用于确认心脏的关键视图。其轴向特性则通过显示至少一根完整的肋骨来确定（图3-15）。

图像放大后，应确保该最佳切面在影像回放中。在这个切面中可以显示（并保存）关于心腔入口的4个要点。

2. 第4和第5点：四个腔室的均衡性和协调性

获得最佳四腔心切面后，可以看到双侧下肺静脉汇入左心房的切面，看到由下腔静脉的氧合血流引导的卵圆孔瓣的正常运动（图3-16和图3-17）。另一个心房是右心房，每个心房应与其各自的心室连接一致：右心房连接右心室，左心房连接左心室。前方可见右心室位于胸骨后面，右心室内有特征性的粗糙的小梁结构，使其回声稍强。后方见左心房与左心室

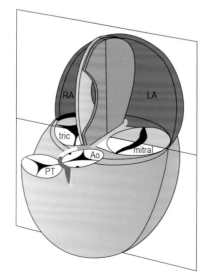

图3-12 心脏"竖立"时显示四腔心切面

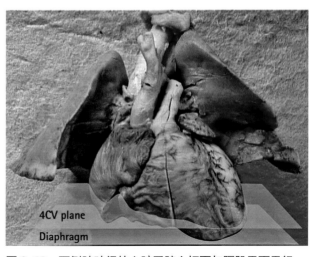

图3-13 两侧肺叶间的心脏四腔心切面与膈肌平面平行

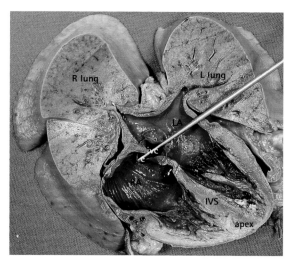

图 3-14　两侧肺叶间解剖获取"最佳"四腔心切面。探针经过欧氏瓣到达右心房，再经过卵圆孔瓣到达左心房

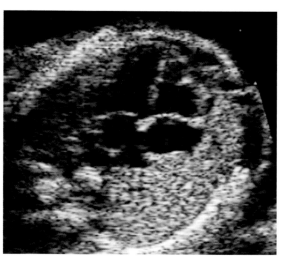

图 3-15　"最佳"四腔心切面可以显示 4 个关键点，肋骨作为参考点

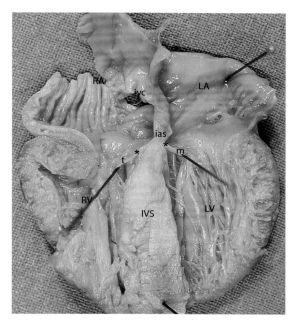

图 3-16　解剖图显示"最佳"四腔心切面。2 个标记点（*）显示瓣环位置

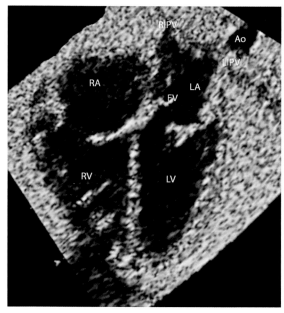

图 3-17　超声显示"最佳"四腔心切面

相通，左心室构成心尖部，室间隔的左侧壁较光滑，因此左心室的回声明显低于右心室。

3. 第 6 点：两个房室瓣的附着点错位

二尖瓣和三尖瓣的启闭性可以通过动态扫查实现（图 3-18），而在垂直于三尖瓣环切面扫查则能更好地观察到收缩期房室瓣附着点的情况（图 3-19）[8]。

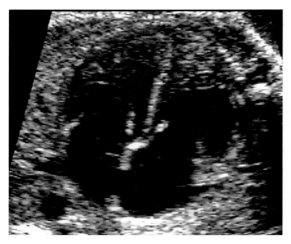

图 3-18　从心尖入路显示"最佳"四腔心切面瓣膜开放时

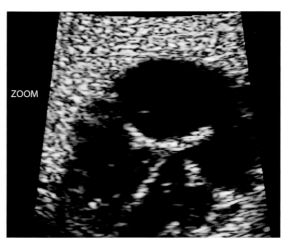

图 3-19　垂直于三尖瓣水平放大图像显示心脏房室间隔间的十字交叉

　　胎心的检查必须从腹部开始。

　　第一步和第二步是通过存取的经腹扫查平面短视频（通过最佳四腔心视图）来实现的，这些图像质量均较高。

　　最佳四腔心切面的图像应清晰明显，任何专家都可以随时确认其关键点（图 3-20）。

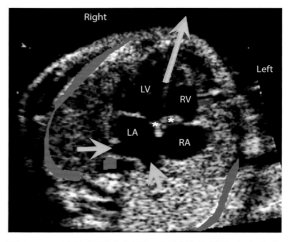

图 3-20　确认四腔心切面，包括其位置（心尖和主动脉位于左侧，心轴为 45°）和结构（四个平衡且一致的心腔，房室瓣附着点有错位）。注意外周完整的肋骨

第三节　第三步　验证流出道：4个关键点

　　这些关键点通常难以按顺序进行验证；但每个关键点都必须被确认正常。

　　第 7 点：两个流出道宽度一致且由室间隔隔开，此外室间隔—主动脉和二尖瓣—主动脉连续性不中断。

　　第 8 点：两根大动脉交叉走行。

第9点：两根大动脉内径均衡，血流方向一致。

第10点：主动脉弓形态、大小正常。

临床实操

通过胎儿的横断面、矢状面和冠状面扫查，可以验证这4个关键点。

1. 第7点：验证室间隔—二尖瓣—主动脉的连续性

首先不要立刻进入室间隔膜部（membranous septum，MS）区域探查（图3-21），而要通过最佳四腔心切面转到左心室—主动脉切面，可以显示左心室到主动脉的走行通常是弯曲的（图3-22）。室间隔膜周部非常薄（图3-23），回声失落可导致从心尖切面观察而被误认为存在缺损。为避免误判，声束需与流入道瓣口垂直（图3-24）。流出道的室间隔缺损通常较大且易于在此切面显示，因为流出道的室间隔缺损通常是由于室间隔肌部上部闭合失败所致。主动脉骑跨表现为纤维—肌肉组织连续性中断。主动脉的另一侧壁则由二尖瓣小叶纤维组织延续所构成（图1-40和图1-41）。

2. 第8点：两根大动脉交叉走行

静态图中，动脉导管切面是在矢状切面微调后显示的（图3-25）。在同一切面上可以观察两根大动脉瓣叶水平是否有交叉或连续性中断。该切面显示有严格的标准：图像必须在瓣叶的水平上，并且应该通过观察每个血管腔中的瓣膜回声来确认。矢状面可观察到肺动脉瓣前叶，横切面上则可观察到主动脉瓣环。从组织学水平上（图3-25和图3-26），通过下腔静脉切面能观察瓣膜的回声，可清晰地观察到二尖瓣前叶和主动脉瓣环之间的连续完整性（而三尖瓣和肺动脉瓣间存在一定距离，由漏斗部隔开）（图3-27）。

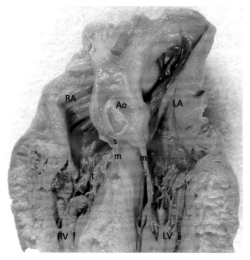

图3-21 解剖图显示四/五腔心切面中穿过室间隔膜周部的房室区

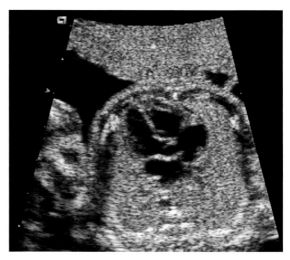

图3-22 超声显示左心室—主动脉切面

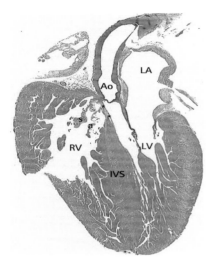

图 3-23　组织学图片显示四／五腔心切面显示膜部室间隔区域（两个星号之间）。注意三尖瓣的两个瓣叶。a：前瓣；s：隔瓣

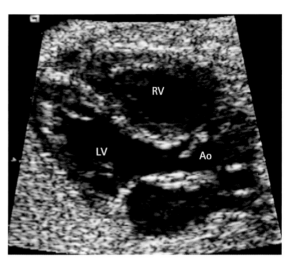

图 3-24　超声显示左心室—主动脉切面。超声入射角垂直于管壁，使其回声显示完整

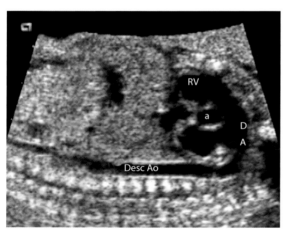

图 3-25　超声显示动脉导管切面

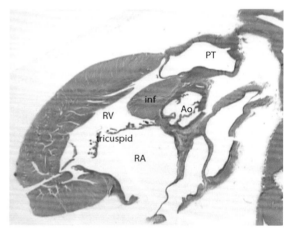

图 3-26　组织学图片显示动脉导管

　　在动态图中，可以动态观察右心室—肺动脉到左心室—主动脉的走行（图 3-28 和图 3-29）。这通常难以扫查到血管根部，因此要尽可能地获取交叉的斜视图，称为 Guédoufle 视图（参考独特的醋油瓶视图；图 1-48）。这些心室视图是在乳头肌水平上完成的，左心室通过其圆形的形态和两个乳头肌来确认，右心室通过其小梁结构和围绕左心室的"新月"形确认。与左心室不同的是，右心室心腔内仅有一个乳头肌。在右心室的前方，肺动脉以短而直的走行，向后、向左流向降主动脉。从有两个乳头肌的圆形心室（左心室）发出的主动脉具有较曲折的走行，其根部与肺动脉的起始部相垂直。这两根血管起始段交叉相邻，随后分开垂直向上走行，最后汇入降主动脉。

肺动脉到降主动脉的走行是很短的直线，方向由前向后，而主动脉的走行则呈拱形。

3. 第9点：血管的均衡性和一致性

前文中所提及的所有切面中，最重要的是观察两条大动脉的相对内径，即血管均衡性，两血管的内径相近，但由于其内通过血流量的不同，主动脉的内径稍小于肺动脉。观察肺动脉是由胸骨后方的右心室发出来以确认其一致性（图3-30），肺动脉的走行是由前向后的，近乎一条直线；而主动脉始于左心室和心脏中部（图3-24），走行呈拱形，最后与肺动脉一同汇入降主动脉。

两根大动脉的内径均衡性可以在不同切面观察，包括动脉导管弓切面和三血管切面（图3-31）[9]，三血管切面需特别注意主动脉弓与降主动脉的连接处有无异常，在此处可以观察主动脉峡部的内径，评估在动脉导管闭合后主动脉弓缩窄的预后情况。

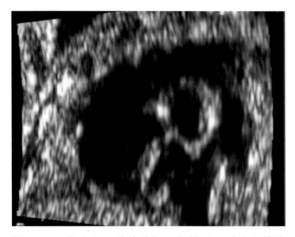

图3-27　右心室—肺动脉切面矢状面上对比血管的内径并确认其血流方向一致性

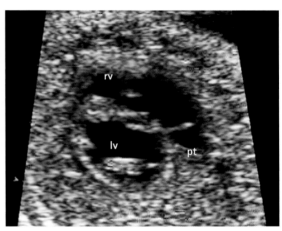

图3-28　右心室—肺动脉切面

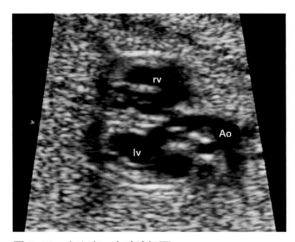

图3-29　左心室—主动脉切面

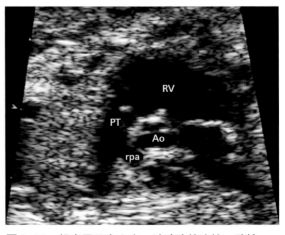

图3-30　超声显示右心室—肺动脉的连接一致性

通常来说，验证正常心脏结构不需要系统地使用多普勒模式，但在该模式下，三血管切面中大血管流向降主动脉的方向（图 3-31 和图 3-32）可以为确认正常结构提供帮助；三血管切面的血流反向可以提示异常[10]。

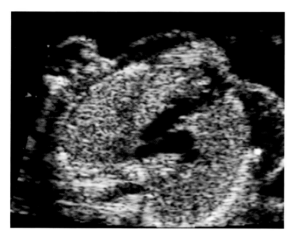

图 3-31　超声显示三血管切面上大血管的内径均衡性

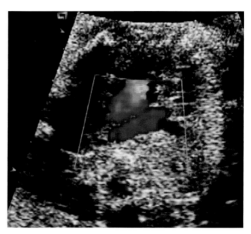

图 3-32　多普勒超声显示三血管切面大血管的血流方向相同

4. 第 10 点：主动脉弓

反常的是，从胎儿背面观察主动脉弓比在正面观察容易，从胎儿脊柱左侧的旁矢状面即可获取主动脉弓切面。从主动脉发出的位置，观察其内径和瓣环情况，从而获取主动脉弓的各种信息。正常的主动脉弓从心脏的中心发出，类似手杖形状，呈弓形走行并发出三根分支血管（图 3-33）。

在旁矢状面上可以观察整个主动脉弓的内径（图 3-33 和图 3-34），尤其是左颈总动脉

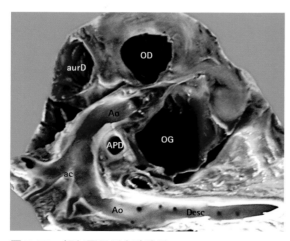

图 3-33　解剖图显示主动脉弓

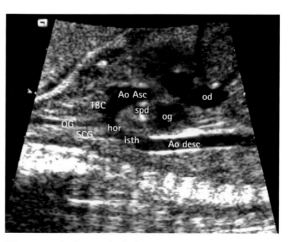

图 3-34　超声显示主动脉弓

（left common carotid artery，LCCA）与降主动脉连接处的主动脉峡部内径[11]。在主动脉弓发出三根血管的切面上观察位于右颈总动脉（right common carotid artery，RCCA）和左颈总动脉之间的主动脉水平部。如存在主动脉弓异常、主动脉弓缩窄或离断的情况下，应观察有无室间隔缺损(诊断较困难但对确诊很有帮助)，以便诊断主动脉缩窄综合征或者主动脉弓离断。这类的病例属于圆锥动脉干畸形，主动脉弓的异常通常伴有室间隔流出道缺损，这类患者需补充检查有无22q11微缺失。

第三步需要对获取的静态及动态图像进行互补分析。

参考文献

1. Fesslova V，Brankovic J，Lalatta F，et al. Recurrence of congenital heart disease in cases with familial risk screened prenatally by echocardiography [J]. J Pregnancy，2011（2011）：368067. Epub 2011 Oct 1.

2. Chung CS，Myrianthopoulos NC. Factors affecting risks of congenital malformations. II. Effect of maternal diabetes on congenital malformations [J]. Birth Defects Orig Artic Ser，1975，11（10）：23–38.

3. Burd L，Deal E，Rios R，et al. Congenital heart defects and fetal alcohol spectrum disorders [J]. Congenit Heart Dis，2007，2（4）：250–5.

4. Jouannic JM，Thieulin AC，Bonnet D，et al. Measurement of nuchal translucency for prenatal screening of congenital heart defects：a population-based evaluation [J]. Prenat Diagn，2011，31（13）：1264–9.

5. Bellotti M，Fesslova V，De Gasperi C，et al. Reliability of the first-trimester cardiac scan by altrasound-trained obstericians with high- frequency transabdominal probes in fetuses with increased nuchal translucency [J]. Ultrasound Obstet Gynecol，2010，36（3）：272–8.

6. Shipp TD，Bromley B，Hornberger LK，et al. Levorotation of the fetal cardiac axis：a clue for the presence of congenital heart disease [J]. Obstet Gynecol，1995，85（1）：97–102.

7. Pasquini L，Tan T，Yen Ho S，et al. The implications for fetal outcome of an abnormal arrangement of the abdominal vessels [J]. Cardiol Young，2005，15（1）：35–42.

8. Vettraino IM，Huang R，Comstock CH. The normal offset of the tricuspid septal leaflet in the fetus [J]. J Ultrasound Med，2002，21（12）：1386. Author reply：1386.

9. Yoo SJ，Lee YH，Cho KS. Abnormal three-vessel view on sonography：a clue to the diagnosis of congenital heart disease in the fetus [J]. Am J Roentgenol，1999，172（3）：825–30.

10. Vinals F，Heredia F，Giuliano A. The role of the three vessels and trachea view（3VT）in the diagnosis of congenital heart defects [J]. Ultrasound Obstet Gynecol，2003，22（4）：358–67.

11. Fouron JC，Siles A，Montanari L，et al. Feasibility and reliability of Doppler flow recordings in the fetal aortic isthmus：a multicenter evaluation [J]. Ultrasound Obstet Gynecol，2009，33（6）：690–3.

如何面对：检查及误区

4

本章内容

在本章中，将进一步阐述通过选择关键图像来判断胎儿心脏的方法。同时这也具有重要的解剖学意义[1]。

第一节　了解病史

首先要了解孕妇是否有先天性心脏病史和家族史。这一信息不能忽视，它将指导医生选择检查方式。虽然对心脏十字交叉等结构进行系统性检查，但通过颈项透明层测量或唐氏综合征三联筛查可能会将一些特殊类型的妊娠归入高风险类别，随后需要更清楚地检查房室瓣的正常排列。糖尿病就是这种情况，在这种情况下，室间隔厚度需要进行精确的测量。

对于从事产科超声医生来说，心脏是最难筛查的器官。

从经腹部切面（transabdominal diameter，TAD）开始进行心脏检查。如果对此很有经验、感觉自如，那么就有了进一步检查基础——将探头从腹部向头侧平移可以很好地展示整个心脏，并且在大多数情况下可以观察到心脏的正常形态。

> 胎儿心脏检查与其说是有意识去采图，不如说是辨认不同的解剖结构，需要对观察的每个结构都有一个精确的认知。

在观察心脏的过程中，获取各图像的主要障碍来自心脏周围的骨骼。因此，必须运用一定的手法来避免骨骼对图像的干扰，包括肋骨、脊柱及闯入探头与胸廓之间的四肢。如果胎儿位置不利于观察心脏（如胎儿背部朝上）时，应当毫不犹豫先观察其他结构。在大多数情况下，胎儿会转动，因此在后续的检查中会有一个更好的位置来观察胎儿心脏。

首先以经腹部切面为基准来扫查其他横切面，然后再检查胎儿的矢状面（图 4-1

和图 4-2）。

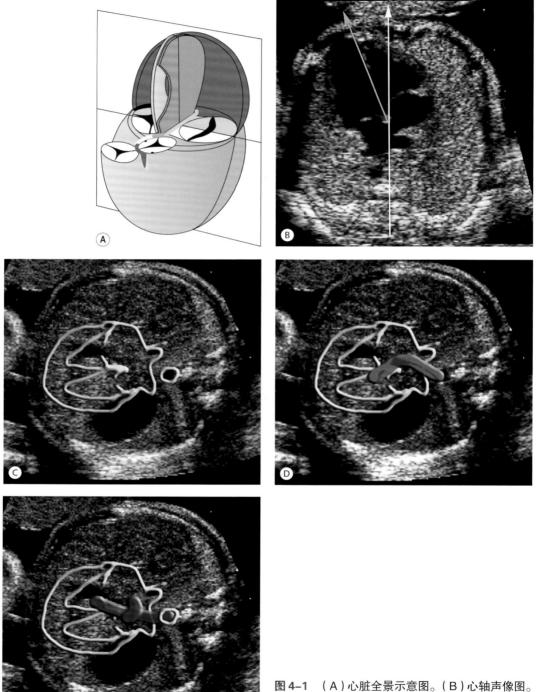

图4-1 （A）心脏全景示意图。（B）心轴声像图。
经腹部切面及与其平行的横切面：（C）四腔心；
（D）左室流出道；（E）右室流出道

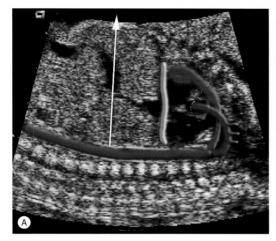

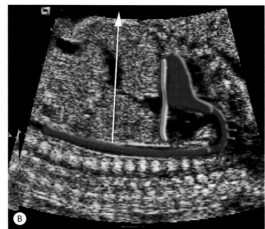

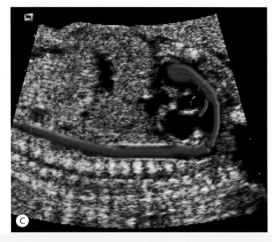

图 4-2 （A）叠加的心脏合成的透视图。（B）完整的左心室流出道。（C）完整的右心室流出道

　　如果要求在超声下获得高质量的经腹部切面来观察胎儿心脏的基本结构，则需要医生向胎儿头侧移动探头。

第二节　快速扫查

　　首先对整个区域进行初步快速扫查，然后再仔细检查，这样做是为了在形态学检查之后发现其他主要心脏异常。在检查一开始就进行简单观察是明智的。

　　从经腹部横切面开始用胃泡位于左侧这一点进行定位，再向胎儿头侧移动探头显示四腔心切面，从此处开始，沿着主动脉的起点迅速延伸到肺动脉（pulmonary trunk，PT）。然后继续向头侧移动，在三血管切面观察主动脉弓水平部，同时用彩色多普勒观察血流的情况，这样能带来极大的好处（图 4-3 和图 4-4）。

　　通过上述快速扫查可以发现许多重大缺陷，例如：

　　内脏异位；较大缺损，如心脏中央大缺损，提示完全性房室间隔缺损（atrioventricular septal defect，AVSD）；大血管直接分叉穿过胸部，证明主动脉插入点在前部，应立即怀疑

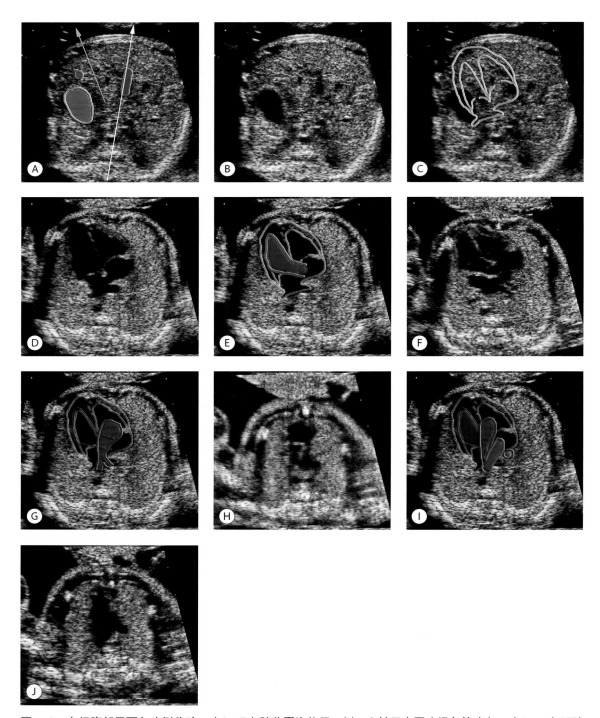

图 4-3 自经腹部平面向头侧移动。（A，B）胎儿胃泡位于一侧；心轴示意图（绿色箭头）。（C，D）四腔心位置与经腹部平面的关系。（E，F）四腔心与左室流出道的关系。（G，H）四腔心与右室流出道的关系。（I，J）三血管切面与四腔心的关系

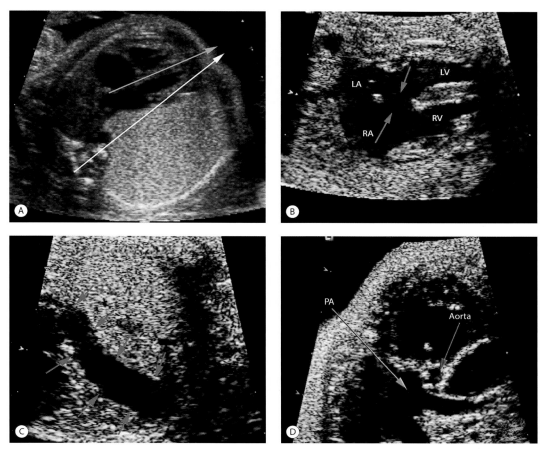

图4-4　快速扫查可以定位某些重要的特征。四个征象中出现一个就与大多数心脏畸形有关。（A）在位置异常、四腔心不对称和膈疝中发现心轴（绿色箭头）偏离正中轴线（白箭头）。（B）重大缺陷：完全性房室间隔缺损可见心脏中央有一个大的缺损（红色箭头）。（C）一根大血管（红色箭头）在主动脉的前侧发出并向右穿过胸腔，这是大动脉转位的可疑征象。（D）流出道大血管不对称。肺动脉（绿色箭头）比主动脉（红色箭头）大得多，这意味着心脏异常。在正常情况下，肺动脉仅略宽于主动脉

大动脉转位（transposition of the great vessels，TGV）的可能；在大多数情况下大动脉起源及内径的异常提示心脏异常。

　　一开始就快速扫查，以及在告知病情前观察孕妇及家属的态度，借此选择合适的沟通方式。这不仅有时间完成特定扫查来决定如何处理诊断结果，而且可以观察家属的反应，可以在检查结束告知情况前让家属做好心理准备。永远不要过早或粗暴地宣告检查结果，应该循序渐进，慢慢来。

　　在技术允许的情况下，通过连续的动态扫查，提取出那些可以证明诊断的相关图像。同时，电影回放功能可以更容易获得相应图片。

　　令人费解的是，真正的困难不是获取这些图像，而是选择和确定能够显示这些结构的最佳切面。

第一步检查仅限于简单扫查。4D 模式的新技术能采集图像并自动分析数据以获取胎儿容积。这样就可以获得三个空间上的视图，从而规避移动探头追踪一个切面到另一个切面时的困难。这个容积对应于特定的某个瞬间，但是由于采集时间太长，该技术直到现在才应用于胎儿心脏（尤其是对于 145 次／分的胎儿心跳而言）。随着时间空间图像处理相关技术（spatiotemporal image correlation，STIC）的出现[2, 3]，如今可以获得心动周期形态学变化的附加信息。越来越多的学者认为这一技术已经足够满足胎儿心脏筛查的需要[2]。由于可以快速获取图像，一些学者提出可以将该方法应用于胎儿整体筛查[4]。并运用这一方法进行远程诊断和视频教学[5]。另一种技术叫"反转模式"[6, 7]，可以使 STIC、"反转模式"和"二维灰阶血流成像"（"B-flow" imaging）等不同技术结合起来成为可能[8]。

> 永远不要忘记，3D、4D、STIC 乃至反转模式永远无法替代基本的二维图像扫查。

如前所述，无论采用何种采集方法，真正的困难在于获取良好的图像，而不是识别这些结构本身。获取良好图像的关键在于避免骨性结构：肋骨、脊柱和四肢。如果胎儿的位置一时半会儿不利于详细检查心脏和主动脉弓，那就应把注意力集中于更容易观察的其他器官。假设胎儿背朝探头，可先检查肾脏或脊柱，当心脏处于可以获得高质量图像的位置时，再进行心脏检查。

不同切面判断的 10 个关键、检查思路和陷阱

在快速扫查之后，对于每个切面要选择最有利的路径来观察，即找到一个最直接的方法去显示心脏结构。

对获得的每一幅图像，都必须考虑屏幕显示的图像是否失真、是否正常。在胎儿检查的过程中，这些问题始终是最重要的问题。对潜在陷阱的准确认识，有助于避免错误的引导，防止错误的诊断。

绝大多数胎儿心脏畸形，以下切面中至少一个是异常的：

①未观察到房室瓣膜的完整运动，则四腔心切面是不正常的。

②左心室—主动脉的连续性切面。

③右心室—肺动脉的连续性切面。

④主动脉弓切面。

⑤运用二维和彩色多普勒连续扫查三血管切面，即动脉导管水平部分、主动脉弓及上腔静脉横切面。

上述切面如发现异常，则应增加下列切面：

①动脉导管切面：显示右心室—肺动脉干—动脉导管—降主动脉连接。

②上、下腔静脉切面。

③大动脉短轴切面。

④其他特殊切面。

　　对于超声医生来说，两个切面（四腔心切面和三血管切面）已经足够进行胎儿心脏筛查，但是仍有学者认为需要增加左心室流出道切面，及其彩色多普勒血流（图 4-5）。

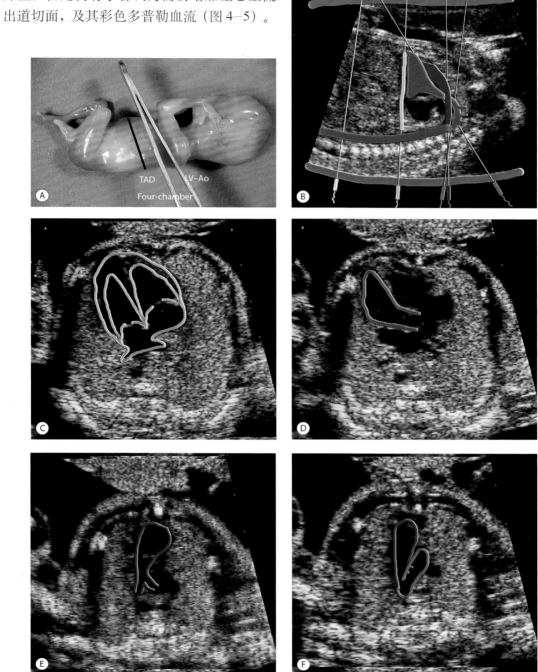

图 4-5　不同参考切面的概述，探查的位置及如何获取它们。（A）在胎儿标本上心脏切面示意图。（B）探头的不同位置。（C）四腔心切面。（D）左心室流出道切面。（E）右心室流出道切面。（F）三血管切面

第三节　明确胎儿左右位置及其陷阱：升降机法

判断胎儿左右方向，首先必须确定胎儿的左侧，这会随着胎位变化而变化。在第三章中已有描述（图4-6）。

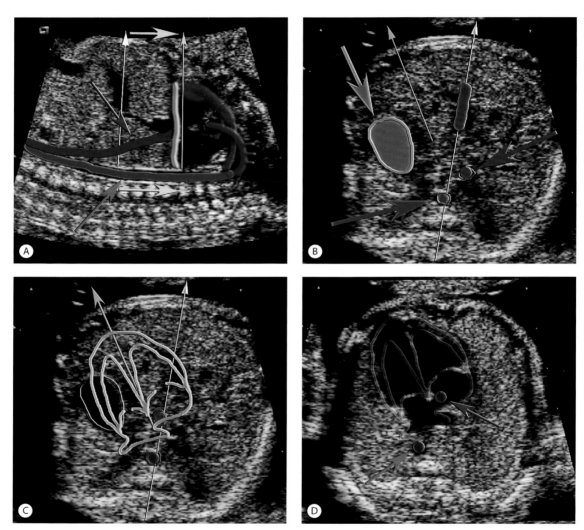

图4-6　（A）矢状切面展示了探头从经腹部平面到四腔心切面（黄色箭头）升降机法平移探头技术——使用主动脉（红色箭头）和下腔静脉（蓝色箭头）进行引导。（B）经腹部切面；胃泡（绿色箭头）可以确定胎位和左右方向。用红色和蓝色的线条作为指引，平移探头上升至四腔心切面。主动脉（红色箭头）和下腔静脉（蓝色箭头）。（C）四腔心切面显示下腔静脉（蓝色箭头）进入右心房和主动脉位于左心房的后方。（D）四腔心切面：下腔静脉汇入右心房（绿色箭头）和主动脉位于左心房的后方（红点位置）

（一）技巧

胎儿肺还没有充气膨胀，同时肝脏很大，这使得心脏底部呈水平状，与肋骨和肋间隙在同一平面。

首先，确保获得脐静脉位于中心的标准经腹部切面，同时包括胃泡，并尽可能显示两个肾上腺。胃泡常用来确定胎儿的位置，要确定其位于左侧。然后，沿着主动脉和下腔静脉（就像升降机缆绳一样）朝胎儿头侧侧动探头，最终到达心脏。这种朝向头侧的移动必须沿轴向进行，即垂直于胎儿脊柱的轴线，而不一定是呈直线的顶臀线。这点在胎儿屈曲时尤其重要。

通过这种方法，可以确定下腔静脉的存在，以及主动脉与胃泡同位于脊柱的左侧。下腔静脉位于主动脉的右前方，在向头侧移动的过程中向前倾斜，但仍保持在正中。如果存在与主动脉管径相同的大血管，并且笔直地与主动脉平行，应该考虑该静脉是否为奇静脉，从而发现下腔静脉是否离断。这是后续关注的疾病中最容易发现的征象之一，即内脏异位症。

这种自足侧向头侧的平移扫查可以获得"最佳"四腔心切面。其标准是显示心尖和左、右下肺静脉，这是最佳四腔心切面的参考标准。

（二）陷阱

1. 胎儿的位置：偏侧器官

这些通常是显而易见的，但是当胎儿处于横位时，则会变得更加困难。这是因为胎儿可能会在进行左右定位和心脏检查时改变胎位。

2. 器官位置

仅通过观察胃泡与心脏在同一侧就认为位置正常，风险很大。

通常胃泡位于左侧，而胆囊位于右侧。但是右侧的器官也会出现在左侧，这取决于胎儿是头位还是臀位。胃泡的位置应该理解为相对于胎头的位置，而不是胎心的位置。否则可能把胃泡实际在胎儿右侧、胆囊实际在胎儿左侧的情况误判。

3. 腹部血管位置

确定主动脉确实在左侧、下腔静脉确实存在并进入右心房非常重要。使用主动脉和下腔静脉作为"升降机"引导探头在经腹部切面和四腔心切面之间的移动非常有用。因而必须找到它们，肯定的是在正常情况胎儿脊柱左侧能找到主动脉、右侧能找到下腔静脉。

探头向头侧平移过程中，看见一条血管一直靠近主动脉而不向前方分离、外观类似于步枪枪管——不应视其为下腔静脉。这可能是奇静脉回流所导致，可以通过未观察到正常情况下主动脉右前方的下腔静脉来证实。只要胎儿位于中立位置，就很容易在经腹部切面及主动脉弓的旁矢状切面中观察到。

（三）四腔心切面：确认流出道及其陷阱

技巧

如前所述，对此切面的检查是由经腹部切面通过"升降机"法向胎儿头侧平移探头获得的（图4-7）。这样可以获得"最佳"四腔心切面（图4-7H-J），它与以下三个参考结构完美匹配：

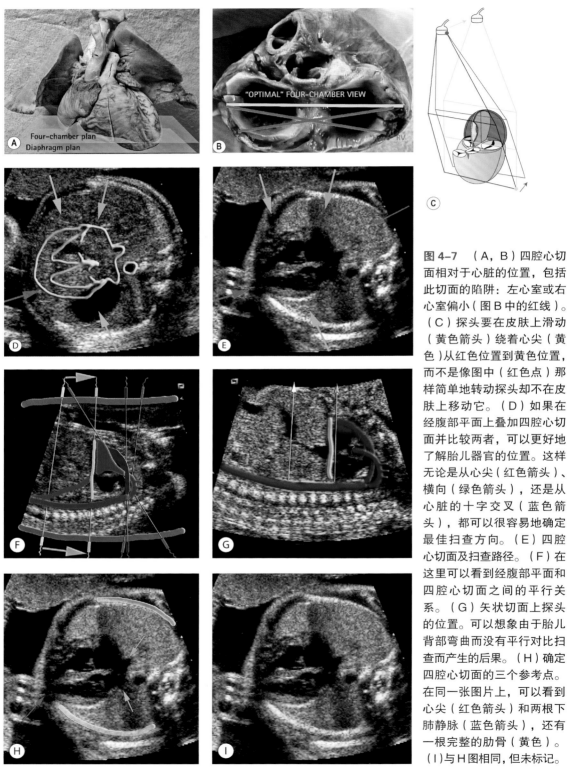

图 4-7 （A，B）四腔心切面相对于心脏的位置，包括此切面的陷阱：左心室或右心室偏小（图B中的红线）。（C）探头要在皮肤上滑动（黄色箭头）绕着心尖（黄色）从红色位置到黄色位置，而不是像图中（红色点）那样简单地转动探头却不在皮肤上移动它。（D）如果在经腹部平面上叠加四腔心切面并比较两者，可以更好地了解胎儿器官的位置。这样无论是从心尖（红色箭头）、横向（绿色箭头），还是从心脏的十字交叉（蓝色箭头），都可以很容易地确定最佳扫查方向。（E）四腔心切面及扫查路径。（F）在这里可以看到经腹部平面和四腔心切面之间的平行关系。（G）矢状切面上探头的位置。可以想象由于胎儿背部弯曲而没有平行对比扫查而产生的后果。（H）确定四腔心切面的三个参考点。在同一张图片上，可以看到心尖（红色箭头）和两根下肺静脉（蓝色箭头），还有一根完整的肋骨（黄色）。（I）与H图相同，但未标记。

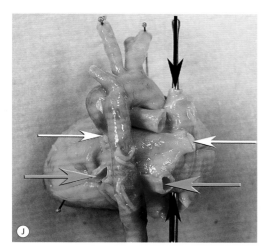 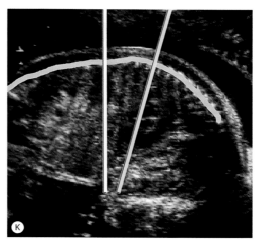

续图 4-7 （J）肺静脉后面观：下肺静脉（蓝色箭头）和上肺静脉（白色箭头）。这解释了下肺静脉的重要性，它们是四腔心切面的参考标准之一，以避免横向或前后摆动。（K）弯曲的脊柱在经腹部平面（白线）与四腔心切面（黄线）之间不是平行的

心尖；

两根下肺静脉；

检查心脏的十字交叉结构和房室瓣插入点的理想切面。

由于胎心位置关系（未充气的肺脏和巨大的肝脏），此切面与肋骨和肋间隙在同一平面上。

获得最佳四腔心切面的标准：前后各见一根肋骨（图 4-7H-J 及图 4-10）。

！！！注意！！！

如果胎儿的脊柱弯曲，就不可能通过平移得到这三个参考点，这是很重要的。在这种情况下，经腹部平面和四腔心切面并不严格要求平行。

事实上，切面的移动必须服从于脊柱的弯曲，并始终垂直于脊柱。这种移动不会是一根直线，而是一种曲线运动，就像胎儿弯曲的脊柱一样。

在任何情况下，自经腹部向胎儿头侧的平移应保持轴向，即垂直于胎儿脊柱，而不是垂直于探头。

如果四腔心切面不是严格的轴位，则不可能找到三个参考点，但是由于错误摆动探头，就会遇到陷阱，如图 4-8 所示。一般这种特殊情况发生是因为探头通过心尖和上肺静脉，而非下肺静脉。

为了纠正切面，可以将探头绕着一个固定点旋转。实际上应该是沿着皮肤，并选定切面内的参照物作为固定点，再以该固定点作为旋转轴来移动探头（图 4-7C）。

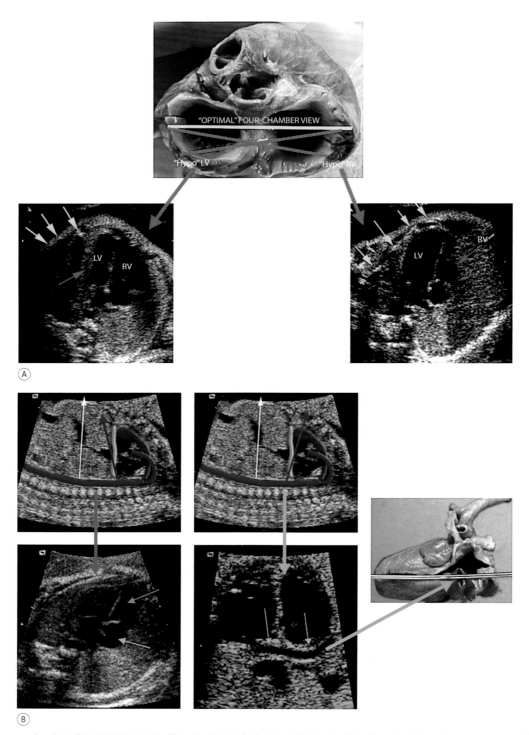

图 4-8 （A）这些切面解释了如何横向摆动探头会产生红色箭头所示的假小心室（右心室或左心室）。黄色箭头表示几个肋骨而不是轴向切面中的一根肋骨。（B）前后摆动探头。在冠状静脉窦（绿色箭头）增宽的情况下见到心室小的假象（红色箭头）或房室间隔缺损假象

四腔心切面不同扫查路径的选择首先由胎位决定，然后再由各扫查路径决定。可以使用三种不同扫查路径。

（四）心尖—轴向路径

如图 4-9 所示。

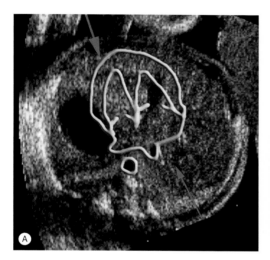
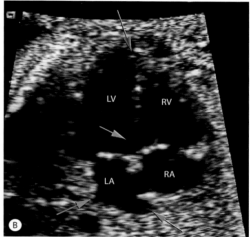
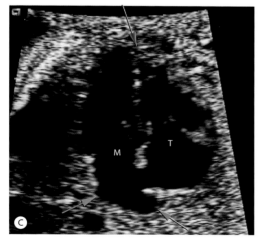

图 4-9 （A）叠加在经腹部平面上的四腔心切面。（B）经心尖得到的四腔心切面，具有符合标准切面的标准：心尖（红色箭头）和下肺静脉（蓝色箭头）。在这种情况下，室间隔的界限不太清楚（绿色箭头）。（C）同一切面房室瓣打开时

1. 原因

心尖—轴向路径是小儿心脏检查的首选路径。此路径没有任何骨骼遮挡，通常很容易在背部位于后方的胎儿中获得。对于背部朝前的胎儿，可以通过脊柱旁声窗获得这个切面。最早在妊娠前第一孕期可以横切观察这一切面。在透声不好的情况下尤其有用，它通过垂直的角度观察闭合的房室瓣，确定它的对称性和附着点的情况。

2. 怎么做

从经腹部切面开始垂直脊柱向胎儿头侧移动，轻微调整探头角度，即可获得该切面。

> **！！！注意！！！**
>
> 入射声束平行于室间隔的肌纤维可以发生超声的回声失落效应，使其看起来比实际更薄。这也会妨碍心脏十字交叉结构的观察。
>
> 心尖切面不能用于测量妊娠期糖尿病胎儿室间隔厚度。

（五）轴向—横切路径

如图 4-10 所示。

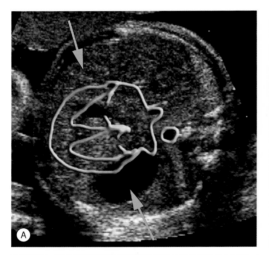
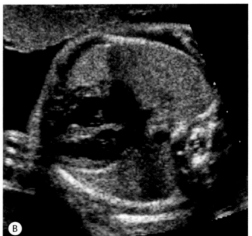
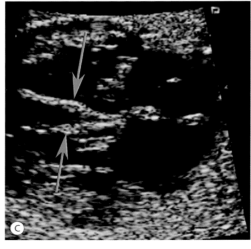

图 4-10　（A）横切路径（绿色箭头）通过叠加显示在经腹部平面上的四腔心切面。（B）尽管没有放大足够倍数，但这入射角度可以更好地观察室间隔。（C）由于垂直入射，在正确的放大倍数下心内膜（绿色箭头）清晰可见

原因

这种方法虽然经常被肋骨遮挡，但是更容易观察室壁，特别是室间隔。这在测量糖尿病患者胎儿室间隔厚度的时候是必不可少的，同样对于研究完全性房室间隔缺损也是很重要的，此时室间隔看起来很短、很厚实（图4-11）。

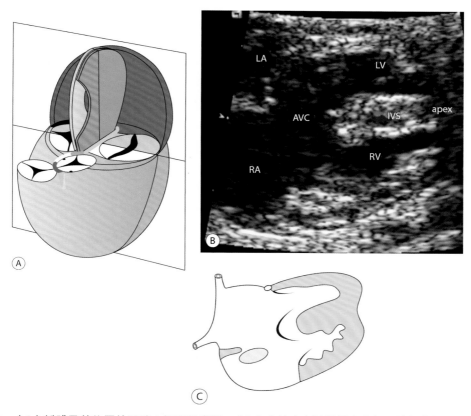

图4-11　（A）瓣膜及其位置的四腔心切面示意图。（B）大的中心缺损是房室间隔缺损的标志。（C）此图显示该改变导致室间隔大而粗短

（六）心脏十字交叉结构切面

如图4-12所示。

1. 原因

这个切面可以通过突出显示连接瓣膜的纤维倾斜度来反映房室瓣附着点的错位情况。

2. 怎么做

必须使用缩放功能垂直地接近纤维；通过这种方式进行观察，相对于室间隔（肌性），倾斜的纤维部分（非肌性）通常看起来回声稍强，并且可以很好地与肌肉组织区分开。可以设置高对比度来加强回声的差异。

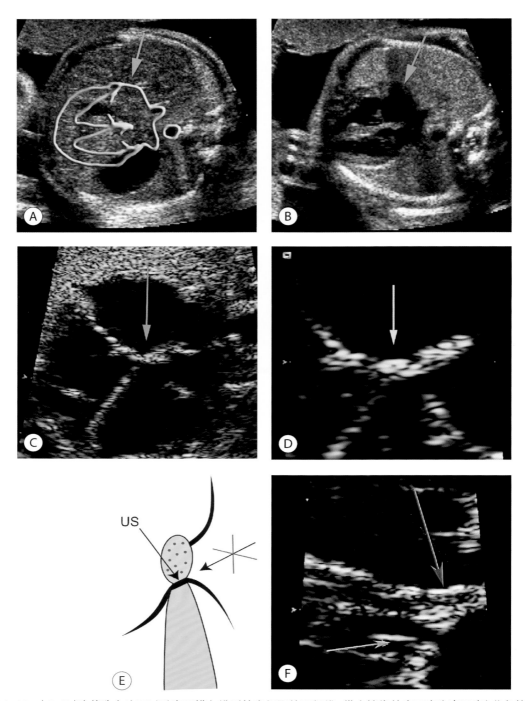

图 4-12 （A，B）该首选方法可以垂直于横向排列的室间隔的肌纤维,借由镜像效应而产生高回声(蓝色箭头)。（C，D）正确地放大提高识别高回声肌纤维的能力。倍数越大，区分心肌纤维就越容易，这取决于最佳设置。（D-F）显示了选择超声波入射角度的重要性（白色箭头）。当它垂直时，心肌内纤维是高回声的，而不是像声束不垂直（红色箭头）的图 E 和图 F；该部分纤维被忽略。在图 D 中纤维回声很强，当入射角度改变如图 F 时，则变为无回声。请注意，大的放大倍数在更好地观察间隔内心肌纤维是有作用的

明确地说，对房室瓣附着点的观察只能使用"最佳"四腔心切面（心尖四腔心切面），即由心尖和两根下肺静脉确定的切面。

心脏有两个部分：流入道和流出道。流入道部分对应于四腔心切面。

> **！！！注意！！！**
>
> 如果超声波没有以垂直入射，则房室瓣附着点的情况可能难以显示出来。
>
> 设置强对比度的原因是为了突出心肌及两个房室瓣与间隔连接的纤维组织。此设置可能导致无法识别部分间隔，但可以通过改变角度来避免此问题（图4-13）。

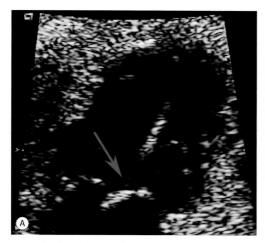 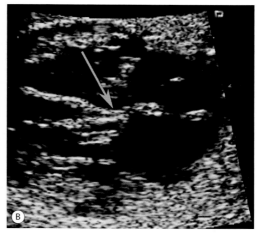

图4-13　（A）尽管特定的设置可以明确显示瓣膜附着点的错位，但也可能导致缺损的假象（红色箭头）。（B）如有疑问，有必要改变入射角为垂直入射，可以显示正常隔膜（绿色箭头）。注意，通过改变入射角度，高回声纤维只是看上去似乎"消失"了而已

（七）四腔心切面流入道的陷阱

1. 心轴位于左侧的心脏和主动脉

心脏的左右位置确定应该与胎位有关，而不仅仅与腹部器官有关。主动脉位于四腔心切面水平的左后方，靠近脊柱左前方是左心房的位置。在圆锥动脉干畸形（conotruncal cardiopathy，CTC）中，主动脉弓可以在右侧，降主动脉也可以在右侧。这个标志很容易观察到，是关键点之一，也是胎儿心脏畸形的一个强有力的警示标志。

2. 心轴

心轴位于30°和60°之间，通常被认为向下方旋转约45°。当数值超过这一区间，应怀疑心脏的不对称性，并考虑流入道存在问题。如果角度小于30°，则很可能是右心室发育不良。如果角度大于60°，则很可能是左心室发育不良。

> ！！！注意！！！
>
> "靴型"——通常提示法洛四联症——也会导致心轴向左偏移。

3. 在四腔心切面摆动探头

四腔心切面的轴线是通过对整个肋骨的观察来确定的，通过在同一平面观察到心尖和下肺静脉来保证这一切面的最佳。没有达到这一标准是由于向左右或向前后摆动探头。

4. 侧向偏转：心腔不对称

无论扫查偏转的方向是向左还是向右，都会造成向右或向左的虚假不对称（图4-14）。该切面常提示右心室或左心室小。但是需要使用标准重新诊断，以验证切面的标准性。这些切面并没有显示出完整的肋骨而只显示了部分肋骨。继续扫查，如果看到一个均衡的流出道，则不存在右心室或左心室发育不良（图4-14）。

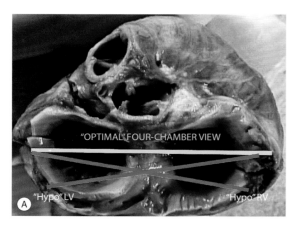

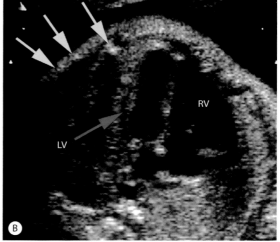

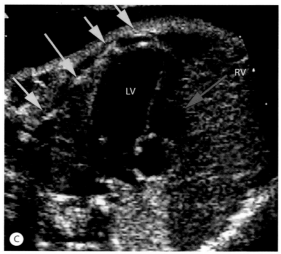

图4-14 （A）最佳四腔心切面（黄线）。横向摆动用红线表示。注意，此切面中有多个肋骨断面（黄色箭头），但位置错误。（B）向左倾斜，左心室看起来很小。（C）向右倾斜，右心室看起来很小。（RV：右心室；LV：左心室）

5. 上下偏转：误诊 AVSD 和 VSD

同样的原理，如果切面过于靠前，看到的将是心室壁而不是心室腔（图 4-15A-C）。如果切面同时侧向偏转，将会增加诊断心室发育不良的倾向。

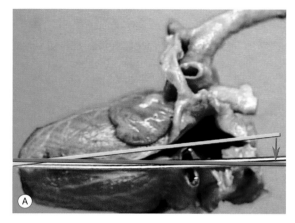

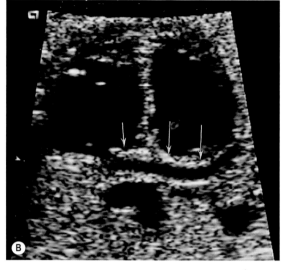

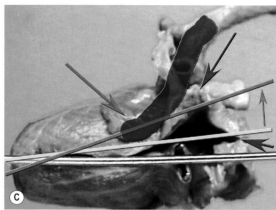

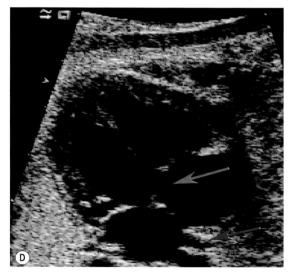

图 4-15　四腔心标准切面用黄线表示。（A）解剖学切面。向下摆动（红色箭头）显示冠状静脉窦，以至于被误认为是房室间隔缺损。（B）扩张的冠状静脉窦切面显示房室间隔缺损的假象，这一假象在探头向头侧平移显示完整的心脏十字交叉结构时消失了。应当注意，特别是当永存左上腔静脉回流至冠状静脉窦时，冠状静脉窦可以扩张。（C）如果有向上摆动（红色箭头），四腔心切面显示上肺静脉和主动脉起始部。该切面通过上肺静脉和主动脉起始部的底部，造成室间隔缺损的假象——一个靠前上部的室间隔缺损。（D）伴随主动脉回声消失产生缺损的假象（红色箭头），可显示的肺静脉是上肺静脉（蓝色箭头）而不是下肺静脉。（CS：冠状静脉窦；AVSD：房室间隔缺损；SVC：上腔静脉）

如果切面过于靠后，则会呈现以下内容：

①当探头向右偏转时，则会出现一些混淆图像，例如位于下腔静脉入口处的下腔静脉瓣的图像。由于它的大小是变化的，因此即使在标准切面，也可能出现在一个切面中。另外还能看到右心房中存在的 Chiari 网，Chiari 网是漂浮在右心房中的一个胚胎学遗迹（图 4-16）。

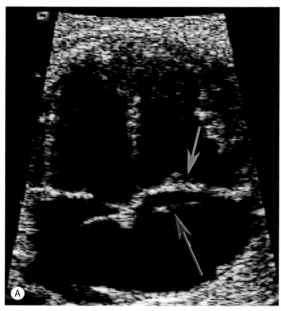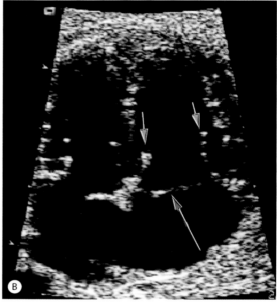

图 4-16 （A）由三尖瓣（绿色箭头）和 Chiari 网（红色箭头）形成的双回声线。（B）当三尖瓣打开时，Chiari 网的线状回声持续存在

②当探头向左偏转时，可能会存在以下混淆图像。

冠状静脉窦扩张，特别是当由于永存左上腔静脉接收肺静脉回流而导致扩张时，很容易出现房室瓣附着点没有错位的假象，从而认为存在房室间隔缺损。如果静态图像令人存疑，动态观察可以看到这些"线性瓣膜"没有任何运动，因为实际上它是冠状静脉窦的管壁。此外，左心房较小、四根肺静脉没有全部回流入左心房也是对这个陷阱的提示，需要重新考虑这个四腔心切面是否标准——因为没有显示完整的肋骨（图 4-15C，D）。

扩张的冠状静脉窦也可能影响左心血流，从而容易误诊为左心发育不全或主动脉弓缩窄。如果这个平面太低，即使是正常的冠状静脉窦也可以在四腔心切面上显示出来。因为肺静脉显示在该切面的上方，所以在这个切面也看不到肺静脉回流到左心房，同时未观察到一根完整的肋骨可帮助确认该切面是不标准的。

在这两幅图像上，几处肋骨的存在证明了这幅图像是斜切的。这就需要怀疑不对称的诊断了，特别是心轴正常的情况下，却正好与真正的不对称相左。

当探头偏向顶部时，无法显示心脏十字交叉结构，而是显示切面中的隔膜和主动脉的基部，容易产生室间隔缺损的伪像。

> 如果遵循"最佳"四腔心切面的三个标准：一根完整的肋骨、心尖和两根下肺静脉，确定观察到这些结构，则上述缺陷是可以避免的。

为了避免这些陷阱，可以将探头绕着皮肤某一点做旋转，但重点与此相反，必须在皮肤上移动探头，同时保持切面中某个固定参考点作为旋转轴；在这种情况下，心尖可以用来对齐两个下肺静脉并得到可靠的第三个参考点（图 4-17）。

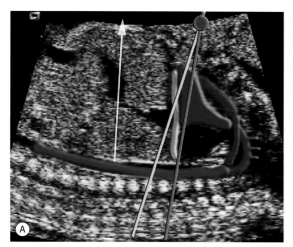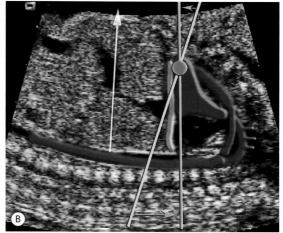

图 4-17　（A）要获得四腔心切面，使用皮肤作为旋转轴（红点）将无法获得最佳切面。（B）另一方面，这个参考点（绿点显示的心尖）是一个很好的旋转轴（绿点），可以获得最佳的四腔心切面

6. 四腔心切面和其一致性

使用四腔心切面进行检查的步骤之一是识别每个腔室并判断它们的一致性。左心室壁光滑，其末端构成心尖。如果以肺静脉回流为特征的左心房，连接的是三角形的心室，有粗糙的小梁，即为房室连接不一致。必须特别注意房室连接一致性，以确保不会忽视双重不一致（也称为"矫正型大动脉转位"）。

7. 右心室假性肿瘤回声

心尖朝上的扫查路径会看到右心室背面非常大的高回声结构，这是由许多桥状纤维形成的小梁造成的。这些纤维形成了多个界面，成为回声的起源，从而形成伪像。通过使用彩色多普勒（理想情况下使用心尖路径），心室的血流信号完全填充即可排除肿瘤的存在。这是通过彩色多普勒观察肌桥和小梁之间的流动血液来实现的。此外，如果这恰好是与心室发育不全或心室肿瘤相关的充盈缺损，则伴有上游心室扩张和下游肺动脉发育不全（图 4-18）。

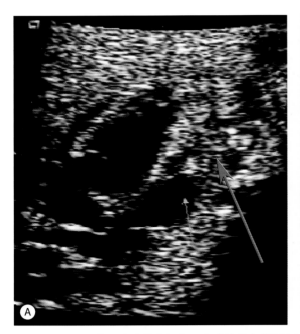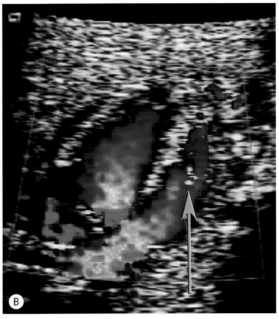

图 4-18 （A）高回声结构占据右心室腔的整个背面（红色箭头）。（B）彩色模式下的血流完全填充心室（绿色箭头），排除了心室肿瘤的可能性。这只是由于紧密的腱索产生了很多的界面

（八）四腔心切面和卵圆孔瓣

注意涉及卵圆孔瓣和左心房的陷阱。在左心发育不良或者左心血流严重受阻的情况下，可以在右心房中找到真实的卵圆孔瓣。但应该谨慎，因为在某些罕见的情况下，位于下腔静脉入口的下腔静脉瓣可能会与卵圆孔瓣混淆。下腔静脉瓣在四腔心切面相对较低平面和（或）瓣膜特别大时可以鉴别。

有时可以看到卵圆孔瓣呈瘤样膨出，形成一个类似大三角帆的囊。

（九）验证流出道及其陷阱

1. 左心室—主动脉切面

主动脉开始于心脏入口上方的中心和肺动脉的下后方。它的上升段之后为弓形，在形成降主动脉之前发出颈部的分支（图 4-19）。

2. 技巧

左心室—主动脉（LV-Ao）切面是通过探头以心尖为轴从四腔心切面偏转获得的，这个动作就如同"翻书"。左心室—主动脉切面与四腔心切面的角度约为 15°。在这个区域，在流入口和流出口的交界处观察室间隔膜部（membranous septum，MS）。与四腔心切面一样，应该避免让左心室—主动脉切面通过室间隔膜部，因为这一面太偏足侧，薄的室间隔膜部容

易产生回声缺失的伪像。因此，应该在室间隔—主动脉连续为纤维肌性的水平（更靠近头侧）观察左心室—主动脉切面，这一点非常重要。该切面有三个主要扫查途径。

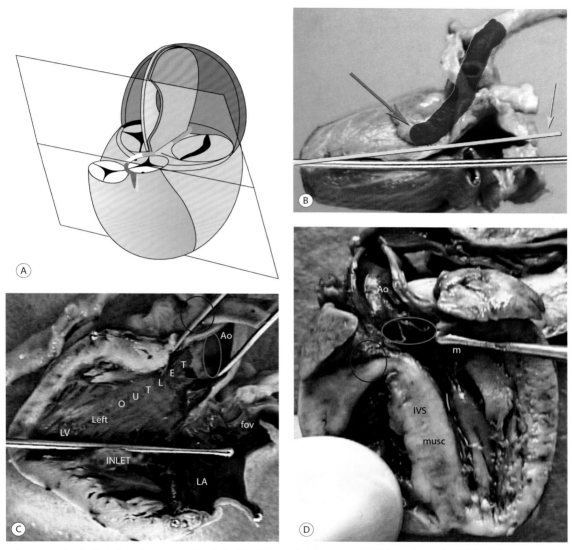

图 4–19 （A）左心室流出道示意图。注意该切面和四腔心切面形成的锐角。（B）主动脉起始部位于心脏的中心（红色箭头），接近四腔心切面的平面（黄色箭头）。（C，D）来自左心室隔膜的侧视图。解剖展示主动脉起始部靠近心脏中心（红色环），位于右心室流出道（蓝色环）的前上方

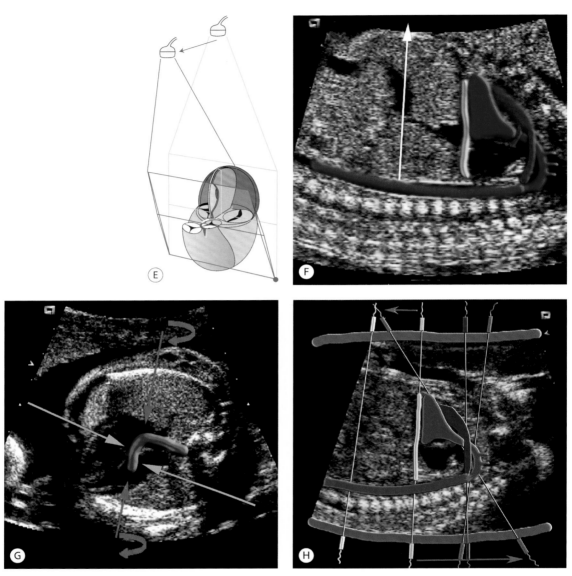

续图 4-19 （E）从四腔心切面到左心室流出道切面的移动。将探头固定在皮肤上的相同位置，侧动探头的角度似乎很自然，实际上这样做达不到所示的框架图，如该图所示，因为该运动的旋转轴必须是心尖而不是皮肤。探头必须在皮肤上移动才能保持心尖在屏幕上。（F）左心室流出道的周围。（G）不同胎位的不同路径。从心尖（红色箭头），从侧方（绿色箭头）和从矢状斜面（红色弯曲箭头），旋转轴用直箭头表示。（H）如何获得左心室流出道的轴向视图。（LA：左心房；LV：左心室；Ao：主动脉；IVS：室间隔；fov：卵圆孔瓣）

（十）心尖—左心室—主动脉切面

如图 4-20 所示。

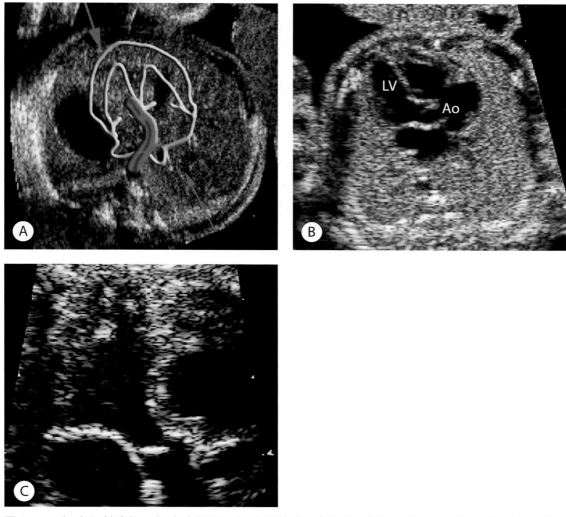

图 4-20　（A）入射路径。（B）大视野。（C）缩放是一个很好的解决方案，可以更容易地分析结构。（LV：左心室；　Ao：主动脉）

原因

　　该切面在心尖四腔心切面通过连续扫查很容易获得。它通常用于胎儿背部位置向后时。

　　如果仍有疑惑，当声束与假定血流在同一轴线上时，使用彩色多普勒尤其有效（图 4-21）。彩色多普勒的使用还有利于检出主动脉瓣轻微异常，例如主动脉瓣二瓣化畸形（图 4-22）。

！！！ 注意 ！！！

　　该视图可以产生声衰减（锥形声影），特别是在主动脉出现时，这可以提示存在跨跨式室间隔缺损。为了验证室间隔的完整性，最好改变超声波的入射角并且尽可能垂直于室间隔。

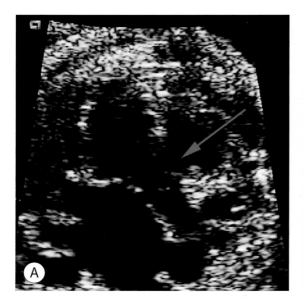
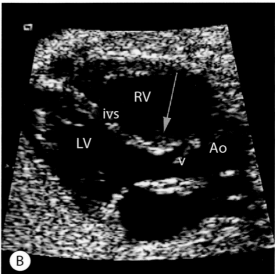
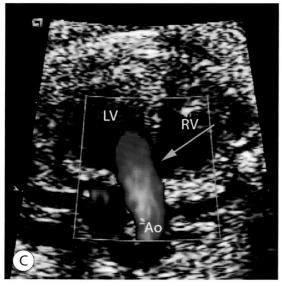

图 4-21 （A）由于此位置回声缺失，因此对室间隔（红色箭头）存在疑问。（B）改变入射角通常可以解决这一问题（绿色箭头）。（C）使用彩色多普勒确认主动脉起始处没有接收右心室流出道的血流，因此可以肯定这一点是因为声束与血流垂直的缘故。（RV：右心室；LV：左心室；Ao：主动脉；ivs：室间隔；v：瓣膜）

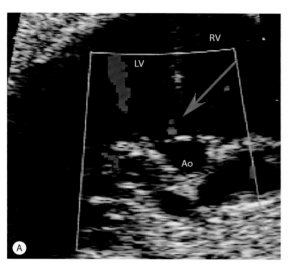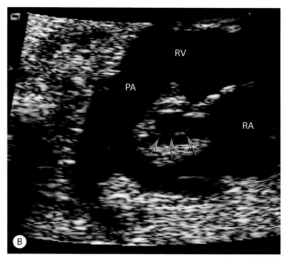

图 4-22　（A）主动脉瓣的轻微反流。（B）主动脉瓣反流提示应该更细致地观察主动脉瓣的解剖结构，并在瓣膜关闭时选择最佳扫查路径显示瓣膜。此时声束横穿瓣膜闭合点，显示只有两个瓣膜而不是三个瓣膜。（RV：右心室；LV：左心室；Ao：主动脉；RA：右心房；PA：肺动脉）

（十一）首选的轴向—侧向切面

如图 4-23 所示。

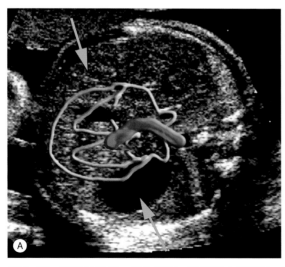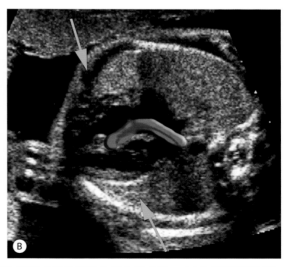

图 4-23　首选的轴向—侧向切面。在观察血管壁时，侧向通路（绿色箭头）是有意义的。（A）经腹部平面和（B）四腔心切面路径相比较

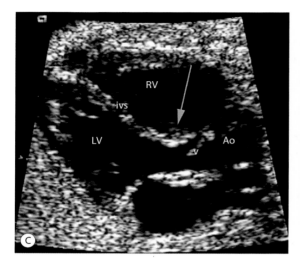

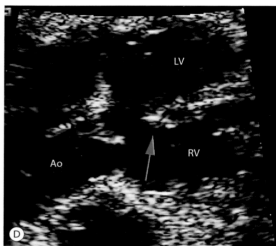

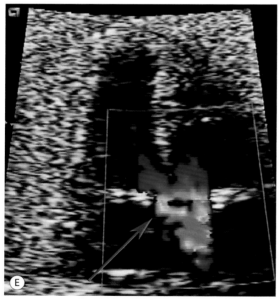

续图 4-23　（C）有证据表明该切面上有连续的隔膜（绿色箭头）。（D）当直接从"前方"看时，室壁（红色箭头）不能通过伪像来解释，但如果声束与流出道平行时，则可以用（E）彩色多普勒来证实。（RV：右心室；LV：左心室；Ao：主动脉；ivs：室间隔；v：瓣膜）

原因

这个切面提供了观察室间隔缺损的机会。主动脉壁显示最佳并且与声束接近垂直时，能够定位到较大的、短又厚的室间隔缺损。

（十二）左心室—主动脉"SOS"切面：矢状位斜切面

只有在始终无法通过侧向切面观察主动脉的情况下才去获取这个切面（图 4-24）。

1. 原因

虽然 SOS 切面突出了室间隔—主动脉连续性的漏斗部分，但它并没有探及某些流出道部室间隔缺损，尤其是因为它不能探测到主动脉下方的室间隔。

2. 怎么做

由于不可能从四腔心切面转换为侧向的左心室—主动脉切面，因此应先将探头置于左心室—右心房轴上，然后旋转90°，再以略微倾斜的垂直方向接近左心室—主动脉切面（图4-22）。

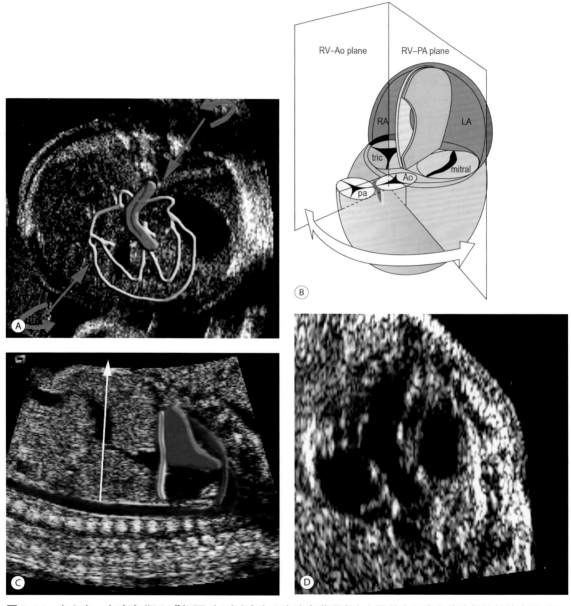

图4-24 左心室—主动脉 "SOS" 切面。（A）改变左心室流出道观察方向及其在观察主动脉起始部的应用。（B，C）轴向—侧向切面和矢状面显示左心室流出道之间的直角关系。（D）超声束垂直于主动脉。（RV：右心室；LA：左心房；RA：右心房；Ao：主动脉；pa：肺动脉）

（十三）左心室—主动脉切面的陷阱

此切面与四腔心切面遇到的问题相同（图4-25），主要是由于超声的入射声束通过心尖在左心室—主动脉切面上发生回声失落。当切面太低或室间隔膜部太薄时，这一现象会加重，很容易产生室间隔缺损的伪像。改变入射角度，使声束垂直这个可疑的区域，将能够显示不同的室间隔图像，最终能准确判断是否存在室间隔膜部缺损。如果改变入射角度不能看清这个伪影，可以通过彩色多普勒或能量多普勒来进一步提高敏感性。

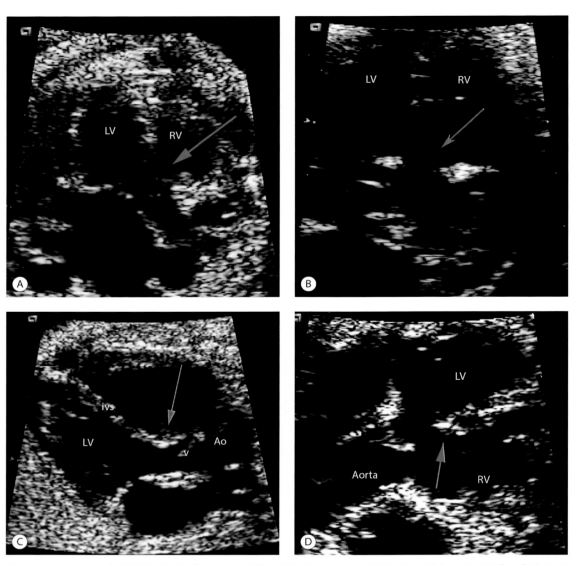

图4-25　左心室—主动脉切面的陷阱。（A）真的室间隔缺损。（B）假的室间隔缺损。通过改变入射角度可以避开陷阱。（C）无室间隔缺损（绿色箭头）。（D）真正的室间隔缺损（红色箭头）

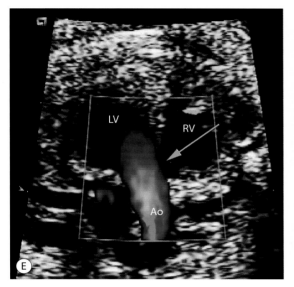

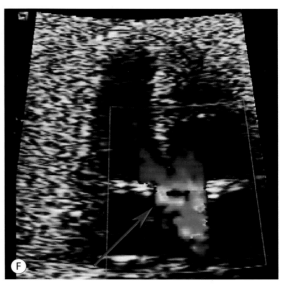

续图 4-25 （E）没有来自右心室的血流（绿色箭头）。（F）说明双侧心室之间的沟通确实存在（红色箭头）

应该注意的是，当胎儿位置限制其他检查方向时，左心室—主动脉切面的矢状入路称为"SOS"切面，同时，这会被误认为是错位引起的室间隔缺损，因为该切面只检查主动脉前壁和漏斗区，所以根本检查不了主动脉下方的任何错位。

（十四）右心室—肺动脉切面

肺动脉实际上是呈直线和轴向走行，出现在心脏前上部分是右心室（图 4-26）。在右肺动脉环绕主动脉后下方的位置，肺动脉发出两个分支，并在连接降主动脉前，继续通过动脉导管呈直线走行。

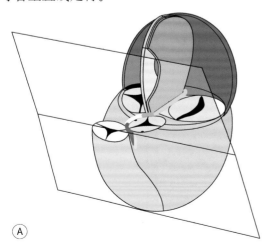

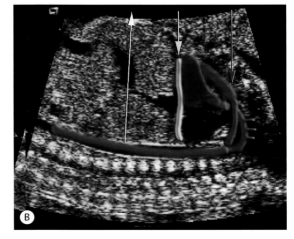

图 4-26 右心室—肺动脉切面。（A，B）右心室—肺动脉轴向切面（示意图）和右心室—肺动脉矢状面的位置关系

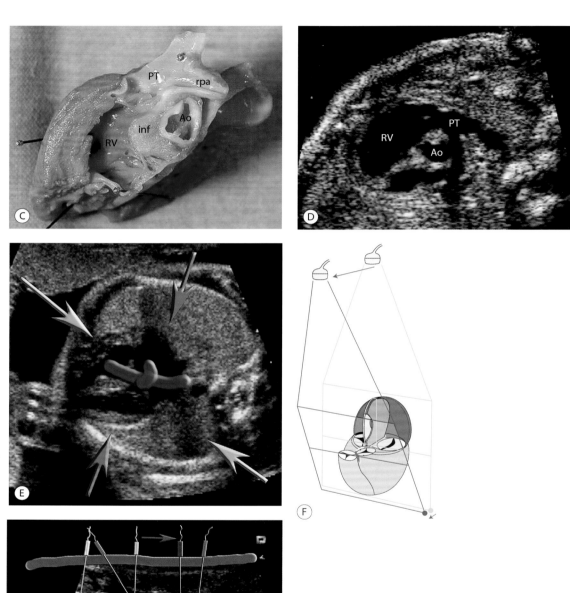

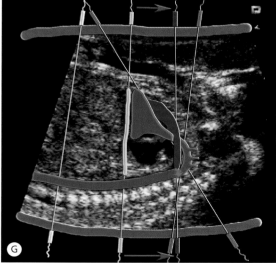

续图 4-26 （C）解剖学和（D）超声图像的相关性。（E）如何获得：尽可能地通过不同扫查路径。横向扫查路径（红色箭头）在二维图像中更可取，因为它可以垂直肺动脉壁。轴向扫查路径（绿色箭头）在彩色多普勒中更可取，因为声束与血流方向平行。（F，G）探头的移动

早期发出左右肺动脉分支是肺动脉唯一的判断标准（图 4-27）。提前发出分支的血管是肺动脉。如果它起源于左心室，则是心室大动脉连接不一致，常见于大动脉转位。

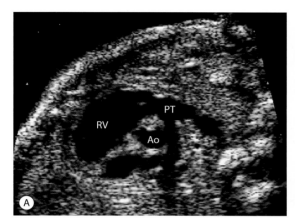 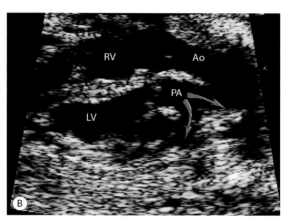

图 4-27 轴向—横向切面。（A）右心室—肺动脉切面显示心室—动脉连接一致。（B）在大动脉转位中，发出早期分支的血管（红色箭头）是肺动脉，肺动脉从左心室发出，说明心室—大动脉连接的不一致

（十五）轴向横向切面

如图 4-28 所示。

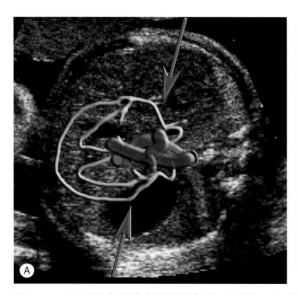 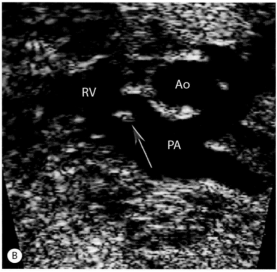

图 4-28 （A）垂直于肺动脉壁的横向扫查路径。（B）肺动脉壁回声良好。肺动脉瓣在血管中心的汇合点（蓝色箭头）证实它们的启闭运动正常

1. 原因

这个切面垂直于肺动脉壁，由于超声波的物理特性，肺动脉壁回声通常是很低的。当检查条件困难时，该切面非常有用。

2. 怎么做

这是理想的轴向—侧向四腔心切面。探头向胎儿头侧移动足够的距离，会出现一个迅速分叉的管状结构，这就是肺动脉。最好选择半月瓣关闭时冻结肺动脉的切面，因为这时它产生了一个小小的中线，可以说明瓣膜的正常活动性。

（十六）右心室流出道短轴切面

这一切面与动脉导管（ductus arteriosus，DA）切面很接近（图4-29）。

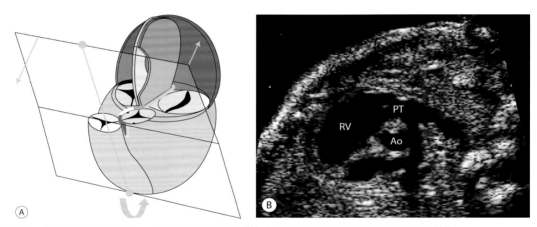

图4-29 右心室流出道切面。（A）探头绕肺动脉转动（B）右室流出道开口是"展开的"

1. 原因

更完整亦更难获取，但是通过它可以在单一切面看到所有的右心室流出道结构，包括右心房、右心室、肺动脉和动脉导管。

2. 怎么做

从四腔心切面开始，探头向左倾斜并向头侧移动。

（十七）右心室—肺动脉切面的陷阱

在大血管水平，有较大的风险混淆主动脉和肺动脉，从而认为心室动脉连接不一致而误诊为大动脉转位。

如果通过动脉弓上出现的三条血管来识别主动脉，那么同样可以通过肺动脉的早期分叉来识别肺动脉。

（十八）三血管切面和两条大动脉交叉切面

如图 4-30 所示。Yoo[9, 10] 在 1997 和 1999 年首次描述了这一切面，并且得到迅速发展，

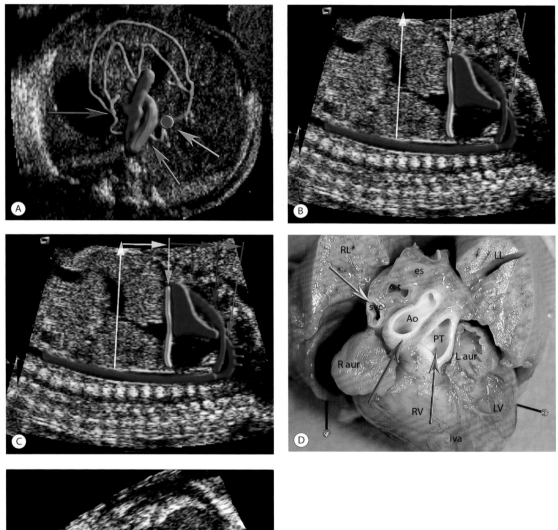

图 4-30　三血管切面或两个血管交叉切面。（A，B）轴向和矢状切面在心脏的位置情况。（C）如何获得它：探头从经腹部平面向四腔心切面平行移动至三血管切面。上升到三血管切面的过程中先显示了一个非常短的左心室流出道，再向上显示右心室流出道。（D，E）解剖—超声相关性

其重要性也日益增加。其部分原因是该切面与主动脉长轴切面相比，获得这一切面更为简单和快速[11]，或多或少囊括了全部流出道的异常（如主动脉弓[12]）及常见的流入道畸形。并为每根动脉内径建立了正常参考值[13]。

1. 原因

该切面从左到右依次显示：动脉导管弓、主动脉弓、上腔静脉的横断面。通过这个方法，可以在单一切面检查心脏的左、右心室流出道。在这个切面上可以看到左、右心室流出道的位置及其内径，在圆锥动脉干畸形时这个切面会出现异常征象。还可以显示主动脉弓，诊断主动脉弓离断及远端主动脉弓的内径，尤其是对妊娠末期主动脉弓缩窄的诊断特别有意义。这些在主动脉弓矢状面上可以显示出来，但有时很难获得主动脉弓的矢状面，而三血管切面却容易获取。

2. 怎么做

正如"快速扫查"一节中所描述的，这一切面是在探头往头侧平移的连续扫查中获得的：四腔心切面和右心室—肺动脉切面。使用彩色多普勒可以为疑难病例的诊断提供有用的补充。

用彩色多普勒[14]完成检查是明智的，因为需要验证血流方向是同一个方向，以及各自的流速，这是确定其是否正常的一个非常重要的因素。

特别注意主动脉弓（"快速扫查"时，在三血管切面上已对此进行检查），任何峡部水平的血流加速都提示可能存在缩窄。在左锁骨下动脉起点的下游，脉冲多普勒可以完成对血流的测量。

在某些病理情况下，它能快速辨识出逆行血流，此时是一种严重的导管依赖性畸形。

（十九）正常三血管切面的陷阱

事实上，这一切面几乎没有什么陷阱，因为它能显示出每个流出道结构，即便有畸形也至少有一个"异常"因素显现出来。

不能忽视在彩色模式下观察血流，尤其是在妊娠晚期常以此来确定有无主动脉弓缩窄。

（二十）主动脉弓矢状切面

如图 4-31 所示。

1. 原因

通过这一切面，可以清楚地"证明"流出道正常：

①主动脉在心脏中央出现；

②内径规则，主动脉弓前后段之间无明显不对称；

③显示头颈部三根血管。

可以观察主动脉弓的内径和走行，以及血流情况（也间接了解肺动脉的血流情况）。

除此之外，观察到完整的主动脉弓对诊断主动脉弓离断或主动脉弓缩窄是有意义的。

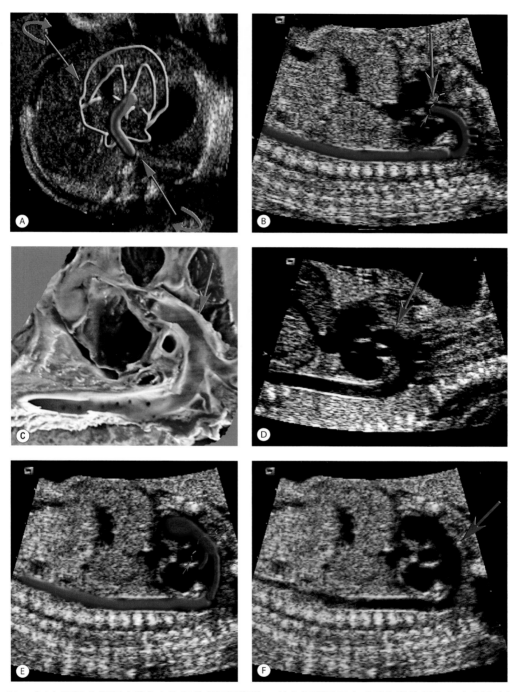

图 4-31　（A）四腔心切面（黄色）和经腹部平面相比，轴向切面显示主动脉起始位置和主动脉弓（红色）之间的不同方向。（A）从主动脉弓顶部的三血管切面上的正交旋转（弯曲箭头）开始观察主动脉弓。（B）注意半月瓣的位置：肺动脉瓣（蓝色小箭头）和主动脉瓣（红色小箭头）多在心脏中心的后下方。这会造成一个狭窄的钩状弓（大红色箭头），当主动脉接收右心室血流时，它将扩大。（F）在这种情况下，主动脉的起点在右心室出口处，如蓝色大箭头所示。（B-D）解剖相关性。（E，F）显示其前上方起源的动脉导管弓（蓝色大箭头），与主动脉弓（B，F）相比内径更大

> ！！！注意！！！
>
> 主动脉弓不应与右心室—肺动脉干—动脉导管切面或动脉导管弓混淆，因为这两个轴之间仅相隔约10°。动脉导管弓的走向实际上是轴向的，但由于妊娠末期右心室的相对生理负荷过大，其走向可以发生改变，动脉导管弓变得更圆，并可能被误认为是主动脉弓。应特别注意主动脉弓离断时不存在的往前、往上走行的血管。

2. 怎么做

主动脉弓切面是在稍微倾斜的矢状面上通过从前往后或从后往前扫查实现的。这是通过左侧椎旁声窗完成的。主动脉弓呈拐杖状。正如肺动脉分叉的特征一样，只有观察到颈部血管分支才能保证这是主动脉。重要的是，其病理情况导致的症状主要发生在出生后动脉导管关闭时。

（二十一）主动脉弓切面的陷阱

主要的陷阱包括混淆主动脉弓和动脉导管弓。主动脉弓起源于后部和下部，呈拐杖状，非常规则，半径小。与此相反，动脉导管弓的起源，比肺动脉更前和更上，使其看起来更趋于水平。主动脉弓是由其背侧发出三支血管而确定的。

两者的鉴别可以简单化，特别是在妊娠末期，即右心压力负荷过重导致动脉导管弓升高，此时通常位于主动脉弓的上方。如果存在疑惑，应该集中精力显示颈部血管的起源，从而辨别出主动脉弓。

> 只有观察到三根分支从主动脉弓背侧发出才能证实这根血管是主动脉。

参考文献

1. Sureau C，Henrion R. Rapport du Comité technique de l'échographie de diagnostic prenatal；2005；www.ladocfrancaise.gouv.fr.

2. De Vore GR，Polanco B，Sklansky MS，et al. The 'spin' technique：a new method for examination of the fetal outflow tracts using three-dimensional ultrasound [J]. Ultrasound Obstet Gynecol，2004，24（1）：72–82.

3. Chaoui R，Hoffmann J，Heling KS. Three-dimensional（3D）and 4D color Doppler fetal echocardiography using spatio-temporal image correlation（STIC）[J]. Ultrasound Obstet Gynecol，2004，23（6）：535–45.

4. Benacerraf BR，Shipp TD，Bromley B. How sonographic tomography will change the face of obstetric sonography：a pilot study [J]. J Ultrasound Med，2005，24（3）：371–8.

5. Vinals F，Mandujano L，Vargas G，et al. Prenatal diagnosis of congenital heart disease

using four-dimensional spatio-temporal image correlation（STIC）telemedicine via an Internet link：a pilot study [J]. Ultrasound Obstet Gynecol，2005，25（1）：25–31.

6. Lee W，Goncalves LF，Espinoza J，et al. Inversion mode：a new volume analysis tool for 3–dimensional ultrasonography [J]. J Ultrasound Med，2005，24（2）：201–7.

7. Goncalves LF，Espinoza J，Lee W，et al. Three– and four-dimensional reconstruction of the aortic and ductal arches using inversion mode：a new rendering algorithm for visualization of fluid-filled anatomical structures [J]. Ultrasound Obstet Gynecol，2004，24（6）：696–8.

8. Goncalves LF，Espinoza J，Lee W，et al. A new approach to fetal echocardiography：digital casts of the fetal cardiac chambers and great vessels for detection of congenital heart disease [J]. J Ultrasound Med，2005，24（4）：415–24.

9. Yoo SJ，Lee YH，Kim ES，et al. Three-vessel view of the fetal upper mediastinum：an easy means of detecting abnormalities of the ventricular outflow tracts and great arteries during obstetric screening [J]. Ultrasound Obstet Gynecol，1997，9（3）：173–82.

10. Yoo SJ，Lee YH，Cho KS. Abnormal three-vessel view on sonography：a clue to the diagnosis of congenital heart disease in the fetus [J]. Am J Roentgenol，1999，172（3）：825–30.

11. Yagel S，Arbel R，Anteby EY，et al. The three vessels and trachea view（3VT）in fetal cardiac scanning [J]. Ultrasound Obstet Gynecol，2002，20（4）：340–5.

12. Achiron R，Rotstein Z，Heggesh J，et al. Anomalies of the fetal aortic arch：a novel sonographic approach to in-utero diagnosis [J]. Ultrasound Obstet Gynecol，2002，20（6）：553–7.

13. Zalel Y，Wiener Y，Gamzu R，et al. The three-vessel and tracheal view of the fetal heart：an in utero sonographic evaluation [J]. Prenat Diagn，2004，24（3）：174–8.

14. Chaoui R，McEwing R. Three cross-sectional planes for fetal color Doppler echocardiography [J]. Ultrasound Obstet Gynecol，2003，21（1）：81–93.

扩展阅读

Allan L，Sharland G，Cook A. Fetal cardiology. London：Mosby-Wolfe，1994.

Batisse A. Cardiologie pédiatrique pratique. 2nd ed. Paris：Doin，2004.

Chaoui R. Fetal echocardiography：state of the art of the state of the heart. Ultrasound Obstet Gynecol，2001，17（4）：277–84.

David N. Echocardiographie fœtale. 2nd ed. Paris：Masson；2002.

Dupuis C，Kachaner J，Freedom RM，et al. Cardiologie pédiatrique. 2nd ed. Paris：Flammarion，1991.

Fredouille C. Ultrasonographically normal fetal heart. J Radiol，2000，81（12）：1721–5. In French.

Ho SY，Baker EJ，Rigby ML，et al. Congenital heart disease. London：Mosby-Wolfe，1995.

Larsen WJ，Sherman L. Human embryology. 3rd ed. Edinburgh：Churchill Livingstone，2001.

早孕期胎儿心脏的扫查与研究 5

第一节　概述

（一）原因？

产前诊断的一个主要目的是在怀孕期间尽早向父母提供有关胎儿健康的信息。在 11～13 孕周用超声测量胎儿颈部透明层的厚度已被公认为是筛查非整倍体[1]和其他重大畸形[2]的一种有效方法。其他非侵入式方法也已经被用于筛查非整倍体[3]，并且它们可能在不久的将来取代 NT 扫查。因此，以后 11～13 孕周扫查的主要目的将是识别胎儿的主要结构畸形。这种异常最有可能发生的部位就是胎儿心脏，因为在这个孕周阶段它已经发育完全了[4]。妊娠 12 周时，对胎儿心脏畸形的有效筛查和准确诊断已经成为可能[5-7]。几种非整倍体的标志物，包括 NT 增厚[8]、三尖瓣反流（tricuspid valve regurgitation，TR）[9]及静脉导管（ductus venosus，DV）血流异常[10]，都已经被证实与先天性心脏病有关。借助新的方法，例如识别染色体微缺失、微重复及其他重排的基因组序列检测[11]，能尽早发现和诊断胎儿心脏畸形，可以为父母提供预后信息，使他们能及时做出关于妊娠管理的知情选择[12]。

（二）对象？

早孕期胎儿心脏的检测往往开始于也结束于超声医生。如果在筛查过程中怀疑有心脏畸形，那么应将患者转诊给心脏病专家进行确诊和预后评估。接下来，如果决定终止妊娠，那么还有关键的一步，就是由病理医生来确认并进一步阐明产前诊断的结果。对于后两种情况，早期评估胎儿心脏有一些明显的缺点。11～13 周的胎儿心脏大小（横截面直径 4～6 mm）对心脏病专家来说显然是一个挑战，他们必须明确诊断并做出预后评估，但研究表明，70%

以上的先天性心脏病可以及早诊断 [13-18]。对于病理医生来说，解剖这么小体积的心脏几乎是不可能完成的任务。

然而对于超声医生来讲，目的仅仅是在 NT 扫查期间筛查胎儿是否有可疑的心脏畸形。对他们而言，早孕期胎儿心脏检查并不会明显增加负担，但它会增加一些诊断价值。研究表明，在约 90% 的低风险案例中，增加胎儿心脏扫查可使常规 NT 扫查时间延长不超过 10 分钟，假阳性率小于 5% [19, 20]。

在这个孕期，筛查的高度可疑指数仍然是成功检测出心脏畸形的主要决定因素。NT 增厚可以预测 30% 的主要心脏畸形，如果再加上三尖瓣反流和静脉导管血流异常 [21]，这个比例会更高。单个阳性标志物很常见，早孕期胎儿超声心动图可能不适用于所有此类患者。因此，超声医生应该基于胎儿心脏基础知识，提供更多的有效信息，以鉴别病例是否需要转诊给心脏病专家进一步关注。

（三）内容?

在 NT 扫查过程中检查胎儿心脏应包括以下几步。

第一步： 横切面观察胎儿腹部位置和心脏在胸腔内的位置。

第二步： 观察心脏四个腔室比例是否正常，房室瓣启闭运动是否正常，三尖瓣血流脉冲多普勒频谱，以及房室瓣瓣膜开放状态下的彩色多普勒图像；早孕期（或中孕期）仅四腔心切面就可排除约 45% 的心脏畸形，因此四腔心切面是至关重要的 [22]。

第三步： 主动脉与肺动脉交叉的彩色血流图像（"X" 或 "b" 字征），内径相近的主动脉弓与动脉导管交汇处的前向血流图像（"V" 字征）。

肺动脉分叉、肺静脉和全身静脉是在中孕期要检查的，早孕期不进行筛查。评估以上几项的顺序会有所不同，注意要灵活掌握并抓准时机！如果胎儿此刻的胎位不是很理想，那可以先检查其他部位，等胎位变好了以后再检查。每个部位都应该检查到，并留存必要的图像。

！！！ 注意 ！！！

上述筛查方法在 11 ~ 13 周对胎儿心脏畸形的敏感度 >90%。使用非最佳方法或匆忙检查会降低敏感度，尽管如此，该检查还是增加了医生在 NT 检查过程中的价值。

对于所有异常的检查结果，需要在 20 孕周时进行随访观察，并告知家属！

（四）时机?

在理想情况下，早孕期心脏检查在第 11 周至第 13 周进行，此时的头臀长（crown-rump length，CRL）为 46 ~ 84 mm，心脏横切面直径为 4 ~ 6 mm。检查 NT 和胎儿心脏的最佳时间为第 12 周。此时，头臀长为 55 ~ 65 mm，并且胎儿大多时候呈横位或者平卧位姿势，有助于观察 NT 及胎心。随后，又很可能变换成垂直体位。目前受大多数医生的技术水平所限，毋庸置疑在孕 13 周比孕 12 周时更容易观察胎儿心脏的结构。因此，如果使用这种方法，就只有一小部分来检查 NT 的患者可以在早期检查胎儿心脏。

（五）方法？

对于已经熟练掌握中孕期胎儿心脏扫查技术并能够诊断的超声医生来说，在早孕期扫查胎儿心脏最大的难度在于扫查技术。中孕期心脏扫查的模式大家都很熟悉，大多数仪器都自带一个预设条件。相比之下，超声医生就需要自己去调节设置以适用于早孕期胎儿心脏的扫查。对于没有一键优化的机器来说，以下内容可能会有所帮助：它可以提供心脏成像方面不可或缺的一些补充信息。图像质量的好坏取决于仪器和探头之间的一种独特的平衡关系。因此，任何检查预设条件都是机器特定的，了解早孕期胎儿心脏成像的目的和问题所在，可以使超声医生能够在每一个病例中更有效地选择设备及合适的检查条件，从而获得最佳图像。

！！！牢记！！！

在进行早孕期胎儿心脏检查之前：

需熟练掌握胎儿心脏的解剖结构，并具备中孕期筛查胎儿结构畸形的能力；

了解早孕期检查所需的仪器和探头的特性和设置；

发现可疑问题时，知道如何处理；

确保患者了解这项检查的目的和局限性（表 5-4）。

第二节　技术方面：设备

问：经腹部还是经阴道超声检查？

建议：经腹部超声检查始终是首选。

胎儿心脏畸形的超声检查最初是由具备一定操作技能的产科医生通过经阴道超声进行检查的[23-25]。随着超声仪器分辨率的不断改进，经腹部超声也可进行这些检查。这一进展使心脏病专家也能够对胎儿心脏进行全面评估，包括疾病诊断和预后评估。

NT 检查通常是经腹部检查的，相比于经阴道超声更容易被患者接受，而且经腹部超声相对来说对胎位的要求没那么高，操作也更方便，培训周期更短。

问：如何选择探头？

建议：选择特定的线阵探头。

超声图像的分辨率取决于以下两个因素：腹壁厚度和探查深度。到目前为止，还没有专门针对早孕期胎儿心脏深度的研究。研究结果显示：在 11 ～ 13 孕周期间，胎儿心脏大概位于距母体皮肤表面 4 ～ 11 cm 处，可以在宫腔内的任何地方（图 5-1）。

根据研究，60% 的胎儿心脏实际深度为 4 ～ 6cm，最多可达 11 cm，在此阶段胎儿心脏的深度受母亲 BMI（体重指数）的影响不显著（相比于中晚孕期）。因为在 12 孕周，探头是放在耻骨联合上检查的，而此处的皮下脂肪含量并不多。真正受影响的因素可能是由于子宫后倾（图 5-2）。

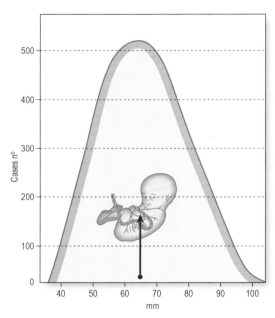

图 5-1 NT 扫查时胎儿心脏深度的分布（基于对 1388 个胎儿的研究），平均头臀长为 60 mm（范围 46 ～ 74 mm）。深度，即母体皮肤表面至胎儿心脏的距离，范围 40 ～ 110 mm（平均值 63 mm）

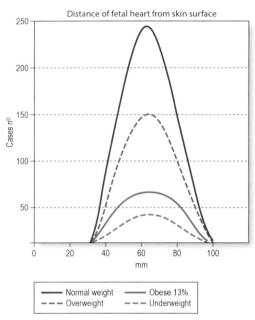

图 5-2 胎儿心脏深度的分布与母亲体重指数的关系（基于对孕 12 周的 1388 个胎儿的研究）。尽管研究的胎儿数量相当有限，但根据这一研究结果，体重不足、正常体重、超重及肥胖的母亲对胎儿心脏深度的影响似乎并不明显

产科医生所使用的腹部探头通常是中孕期所使用的凸阵探头，这要求有更广的扫查视野和高达 20 cm 的穿透深度。每一束超声波都是从探头表面垂直发射，如果探头表面是弯曲的，则声束会随着深度的增加而逐渐发散[26]。因此，相邻声束之间的距离会因探头距离的增加而增加，分辨率会随着深度的增加而降低（图 5-3）[26]。在中孕期，用凸阵探头呈现的胎儿心脏图像质量是可以的，因为该孕期心脏体积较大，但是对于早孕期心脏的微小解剖结构，需使用高分辨率探头。对于传统凸阵探头，分辨率在深度为 6.5 mm

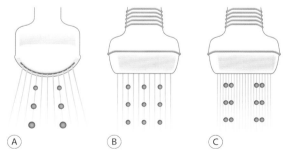

图 5-3 （A）传统的凸阵探头（6 MHz），由于声束发散，图像分辨率随深度的增加而降低；（B）相同频率的线阵探头（6 MHz），声束彼此平行传播，并且随着深度的增加，分辨率没有降低；（C）高频线阵探头（12 MHz），在相同成像区域，可以得到更高分辨率的图像

时开始明显下降（图 5-4）。分辨率的下降
会影响心脏的观察，而大约 40% 的 12 孕周
胎儿心脏位于母体皮肤表面以下 ≥ 6.5 cm
（图 5-5）。

鉴于此，建议使用线阵探头，它具有更
高的空间分辨力，相对凸阵探头来讲，它可
以使用更高的频率，比如在观察房室瓣附着
点错位时（12 周胎儿测值为 0.2 mm），这个
差距就比较明显了（图 5-6）。当需要更宽
的视野范围时，最新的线阵探头可以在线性
模式（当需要更高分辨率时）和虚拟梯形模
式（类似于凸阵探头）之间切换（图 5-7）。
近年来，高频线阵探头的性能显著提高。晶
体设计和压电材料的进步，脉冲形态和配置
的改进，以及元件数量的增加，都极大地提
高了穿透力和图像分辨率[27, 28]。

问：如何选择探头频率？
建议：最佳范围是 6 ~ 12 MHz。

目前可用于早孕期胎儿心脏扫查的探头

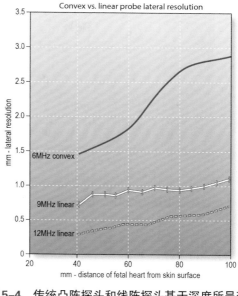

图 5-4 传统凸阵探头和线阵探头基于深度所呈现的
横向分辨率（区分两个相邻点的能力）。研究区域位
于 4 ~ 11 cm 的深度（孕 12 周时，胎儿心脏可被观
察到深度范围）。当位于母体皮肤表面 6~7 cm 以下
的深度时，凸阵探头和线阵探头都有足够的横向分辨
率，但随着深度的增加，6 MHz 的凸阵探头分辨率逐
渐降低（红线）。相比之下，9 MHz 的线阵探头可
保持较为稳定的分辨率（白线）。如果使用更高频率
（12 MHz）的线阵探头，分辨率会更高（黄色虚线）

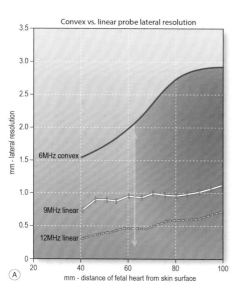

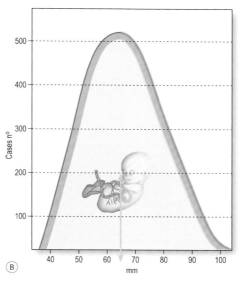

图 5-5 （A）对于传统的凸阵探头，当深度为 6 ~ 7 cm 时，分辨率开始降低，因此会影响心脏的观察（阴影区域）。
（B）根据研究，在所有孕 12 周的胎儿中，约有 40% 的胎儿心脏位于这一区域（阴影区域）

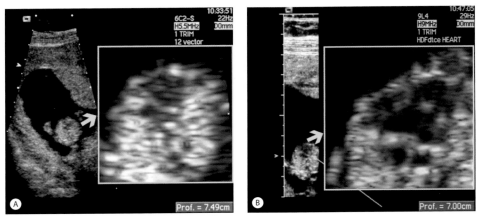

图 5-6　凸阵探头和线阵探头在胎儿 12 周时的不同分辨率。胎儿心脏位于母体皮肤表面以下 7 cm，这个孕周的房室瓣附着点的错位仅有 0.2 mm。（A）当使用 6 MHz 的凸阵探头进行扫查时，由于空间分辨率的不足，将导致房室瓣附着点的错位无法被评估。（B）当使用 9 MHz 的线阵探头对同一胎儿进行扫查时，房室瓣附着点的错位清晰可见

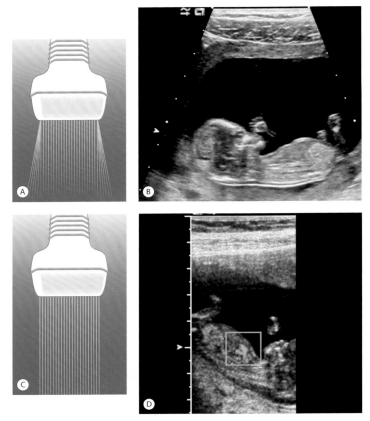

图 5-7　在孕 11 ~ 13 周时使用线阵探头。（A）现代线阵探头可以采用类似于凸阵探头的虚拟梯形格式扫查。（B）大多数超声医生更喜欢用更大的声窗观察胎儿。（C）可实时切换线性扫查模式。（D）更高频率的探头可较好地显示不同深度胎儿的二维结构及彩色血流细节

频率应为 6 ~ 12 MHz，有效穿透深度为 12 cm，能量控制技术可用来制定特殊频率脉冲以增强穿透力。研究已经成功运用了编码激励技术（编码脉冲序列）。其效果类似于增加功率，但这种方法对机械指数没有影响[29, 30]。编码激励可以弥补高频（9 ~ 12 MHz）信号的衰减而导致的穿透力下降。因此在早孕期，即便胎儿心脏位于母体皮肤表面以下 11 cm 深的位置也可以清楚地显示。编码信号还能放大血液细胞产生的低强度波，使其在普通二维模式下被观测到（图 5-8）。

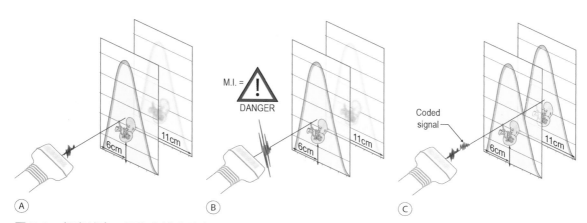

图 5-8　频率越高，图像分辨率越高。通常增加频率会导致穿透深度减小，因为高频的衰减比低频大。（A）高频线阵探头（9 ~ 15 MHz）的有效穿透深度可达 6 ~ 7 cm，足以满足检查需求，即对于小部位的检查。（B）增加超声波功率可以增加穿透性，但在医学成像，特别是胎儿成像时，通常是将功率和机械指数(mechanical index, MI)保持在尽可能低的水平。（C）另一种方法是沿着脉冲波的路径长度加大功率，即增加脉冲持续时间。这是编码激励的原理。利用这一技术，可以扩大高频线阵探头的有效穿透深度。编码信号也可用于放大血管中血细胞产生的低强度波，并使其在灰阶模式下可见（B-flow）

混响伪像在像胎儿心脏这样的充满液体的动态小区域很常见，可以通过使用配备了以下技术的仪器来克服这些问题。

（1）组织谐波成像

组织谐波成像（tissue harmonic imaging，THI）抑制了由伪影引起的微弱回声。与基波成像相比，它降低了混响噪声，改善了边界描绘，提高了空间分辨率、轴向分辨率和对比分辨率[31]。对于胎儿心脏的早期检查，应尽可能使用新一代组织谐波成像技术：该技术的持续发展极大地提高了近场和中场的空间分辨率，即 NT 扫描时胎儿所在的视野（图 5-9）[32]。

（2）复合成像

空间合成可以从不同角度观察目标结构，并组合由此获得的信息，获得更清晰的图像。由于所显示的帧是几次扫描的平均结果，因此时间分辨率会有所降低，但这个损失可被对比度分辨率的提高和声学噪声的降低所抵消[33]，从而提高了边缘清晰度。在一些情况下，空间复合成像可以结合组织谐波更好地显示胎儿心脏房室瓣附着点的错位(约 0.2 mm)和室间隔 -主动脉的连续性（图 5-10）。

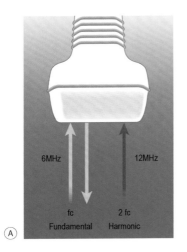

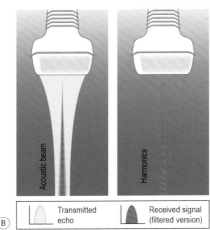

图 5-9 （A）在传统的灰阶成像（基波成像）中，声束在相同的频带上发射和接收。然而，人体组织中的反射回波产生的高频分量（组织谐波）的方向性和空间分辨率优于基波，因为它们的频率是基波的2倍，且只穿过组织一次，减少了重叠信号的数量。（B）由于二次谐波的能量远小于基波的能量，因此必须采用高灵敏度、宽动态范围的接收系统才能实现。利用脉冲反转技术构建谐波成像可以显著提高分辨率

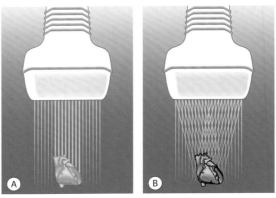

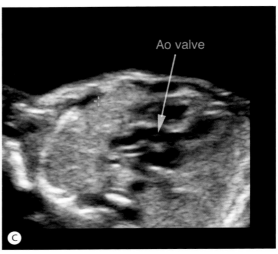

图 5-10 （A）在传统模式下，声束与探头表面呈90°角传输。（B）利用复合成像，声束从几个不同的角度传输，因此与不同的伪影图像相关联。当画面不重叠时，图像被认为是伪像而被抑制；当画面重叠时，图像被认为是真实的结构而被保留。从几何学上显而易见的是，线阵探头比凸阵探头能够从不同角度产生更多的声束。空间合成提高了对比度分辨率和边界清晰度。（C）复合成像可用于评估心脏的特殊结构，如室间隔—主动脉连续性。由于这种方式大大降低了帧频，因此它在早孕期的作用是有限的

（3）后处理

应测试不同的后处理设置，使散斑伪像及不同深度的声束散射和信号强度变化所带来的影响最小化。早孕期的胎儿心脏结构可以产生散斑伪像，但并非所有的散斑伪像都是噪点，有一些是正常组织的表现。超声仪器应该能够区分二者，并且只消除无用的散斑伪像[34, 35]。

对散斑伪像的后处理设置已经以不同的命名投入使用。优化这些功能降低噪点和提高分辨率需要耐心、坚持及应用专家的帮助，最佳图像质量是需要通过微调来实现的。

第三节　技术方面：设置

　　图像质量可以反映探头的性能、超声仪器的性能及二者之间的适配性。预设条件在第二章节中有所描述。在阅读本章节之前，应先了解这些内容。早孕期胎儿心脏检查的所需条件应由检查医生来设置，最好是在设备应用专家协调下完成。

　　为创建早孕期的二维数据包，检查医生需对胎儿进行成像，头臀长为 6 cm，心脏深度不超过 4 ～ 6 cm。从四腔心切面开始扫查，优化空间分辨率，以便观察胎儿心脏十字交叉结构和房室瓣的活动。然后，调节噪声抑制，使心室腔内没有伪影（图 5-11）。

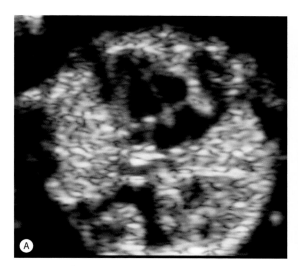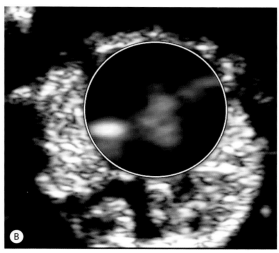

图 5-11　（A）心腔内没有干扰信号。（B）十字交叉结构：孕 12 周时房室瓣附着点的错位约 0.2 mm

> **！！！注意！！！**
>
> 图像质量 = 探头性能 × 仪器性能
> 不同的系统中，二者的适配性也不尽相同。

　　表 5-1 包含了早孕期二维成像所需条件的实用技巧，源于厂家为中孕期设置的预设条件。它简要地描述了每一个参数对图像质量的影响，以及如何在早孕期进行仪器调节。

表 5-1　早孕期胎儿心脏二维显像条件设置的实用技巧

二维超声	控制参数	中孕期	早孕期	调节
能量输出	改变脉冲发射幅度，功率增加将伴随着信号的饱和	预设条件即中孕期所需条件	有些机器上可能会有预设条件，但通常使用较低功率	减小
增益	控制所有回波信号的整体放大	设置深度为10～20 cm	所需深度：11 cm	减小
动态范围	控制散射界面（如血细胞）产生的回波强度	心脏散射程度很大	比中孕期更敏感	减小
焦点	放置在声束空间分辨率最佳的位置	单个焦点，每次调整幅度为1 cm	单个焦点对准心脏，每次调整幅度为5 mm	调至一个焦点，每次调整幅度为5 mm
变焦	将目标区域放大至合适大小，从而增加扫描线密度	适度使用变焦	最大变焦和线密度至关重要，特别是对房室瓣的扫查	增大
余辉	修改每帧连续图像的平均值，以抑制随机噪声	通常设置为0	较高的胎心率使房室瓣的一些细节被难以察觉	稍微增大
边界	修改了不同界面对于声束变化引起的边界缺失	心肌结构可见	心房和心室腔可见	修改
灰阶曲线	选择与亮度相关的回波幅度的不同灰度曲线	平均回波幅度	回波幅度低于中孕期	修改

（一）彩色血流模式

彩色血流显像对早孕期胎儿心脏检查至关重要，因为这个时期大血管还很细小，在二维模式下很难观察。除了这些血管的解剖特性和彼此之间的关系外，彩色血流成像还被经常用来对心腔的形态进行评估。可以选择不同的彩色血流条件，获得有关血流（彩色血流模式）或心血管空间分辨（能量多普勒、B/E-Flow）的完整信息。

1. 彩色多普勒

对早孕期和中孕期胎儿心脏的扫查过程中，彩色多普勒都提供了最丰富的图像信息。用中孕期检查的预设条件，超声医生应先选择四腔心切面，然后局部放大图像，只包括心脏或只包括主动脉和肺动脉的三血管切面。

表5-2包含了一些关于彩色多普勒条件设置的实用技巧。

表 5-2　彩色多普勒条件设置的实用技巧

彩色多普勒	控制参数	中孕期	早孕期	调节
彩色血流框大小	确定目标区域的深度和宽度	小的彩色血流框可保证较高的帧频	更小的彩色血流框（不大于心脏横径）	尝试减小
脉冲重复频率/速度标尺	控制彩色血流框中的平均速度范围	设置为 30 ～ 50 cm/s	小于 30 cm/s	减小
滤波器	消除壁运动产生的噪声	高滤波	中等滤波	稍微减小
边界	平滑的彩色血流	清晰的色差	更平滑的彩色血流	稍微减小
余辉	重叠来自当前图像的前一个图像信息	低 - 中级	中 - 高级	增大

2. 能量多普勒

当一小段脉冲波从一个体积较小的物体上散射出，探头通过其流速（脉冲多普勒）和波幅来接收回声信号。回波的能量反映着取样容积中移动单元的数量，用于合成能量多普勒的声像图。由于能量多普勒成像靠的是血管内红细胞运动产生的信号的幅度，而与入射角无关，因此能量多普勒对识别、界定血管和评价心腔填充情况比传统的彩色多普勒更敏感[36]。与彩色多普勒不同，能量多普勒成像不显示血流速度，测量血流速度可以推迟到中孕期。一些新的仪器提供了具有方向性的能量多普勒模式，但是早孕期胎儿心脏的检查更适用于高解析度，且不具方向性的能量多普勒。由于中孕期已经基本不用能量多普勒了，因此需要重新设置。

能量多普勒设置：

频率 = 高

脉冲重复频率（PRF）= 低

方向模式 = 单向

余辉 = 高

然而，由于所用频率较低，能量多普勒的分辨率低于二维灰阶成像模式。由此产生的图像重叠可能会使血管看起来比实际更粗。

3.B/E-flow 超声显像技术

其他不基于多普勒频移的彩色血流模式可以提供更接近灰阶成像模式的空间分辨率。例如，在 B/E-flow 显像中，超声波利用数字编码来增强血细胞的后向散射信号，同时静止组织的回声信号被屏蔽[37]。相对于多普勒的成像效果，B/E-flow 显像技术能更准确地区分血流和血管壁，它可在与灰阶成像模式相同频率的情况下直接观察到血液回声。

（二）技术方面：摘要

早孕期胎儿心脏的扫查可以在 NT 筛查期间进行，这在孕妇及医生之间已经达成共识，但并不普及，可能是技术方面的原因。NT 扫查通常使用的探头是专为中孕期或晚孕期筛查所设置的腹部探头，这并不是 11 ～ 13 周胎儿心脏的最佳选择。专家们一致认为，这种经腹筛查必须在头臀长不小于 6 cm（胎儿大小约 12 周 6 天）时进行[38]。对于较小的胎儿，经阴道超声具有更高的空间分辨率。因此，如果一个母亲在 11 ～ 12 周进行 NT 筛查，并包含心脏扫查内容，就必须用经阴道超声来检查。然而医生们并不一定都受过这方面的专业培训且具备相关临床经验。这就可能会明显延长检查时间，降低患者对后期补充筛查的接受率。

另一方面，在 12.5 ～ 13 周进行 NT 筛查也有其缺点，胎儿更有可能处于直立状态，这就增加了检查的难度。同时还有深度的问题，当胎儿位于母体皮肤表面以下超过 6 ～ 7 cm 时，二维灰阶模式的准确性明显降低，原因之前有提到。解决方法就是使用高频线阵探头。正如之前三项研究[19, 39, 40]所证明的那样，这种方法解决了与大小和深度有关的问题。所有仪器都可以配备线阵探头，即使它们不是专门为此设计的。用于早孕期胎儿心脏检查的线阵探头和仪器必须是特殊设置的，否则效果将不如配置良好的凸阵探头[41]。

这种方法尚没有被广泛应用。前面提到的信息有助于理解与当前可用设备相关的限制和技术难题。

由于凸阵探头是为中孕期而设计的，只有头臀长大于 6 cm 的胎儿才能用经腹扫查。在这些胎儿中，位于 6 ～ 7 cm 深的结构应用彩色血流成像进行扫查。特别是能量多普勒或 B/E-flow 成像技术，不仅用于大血管，也可用于心腔的显示。

> 不要将孕妇的体重指数视作一个很大的问题。
> 当胎儿与探头之间的距离过大时，要有耐心，先检查其他相对容易扫查的部位，看看位置是否会发生变化。
> 让孕妇放松，让其侧身、活动或吃点东西缓解一下。

第四节　检测：风险因素

传统产前筛查对先天性心脏病的检出率比较低[42]。基于家族或母亲本人的风险因素，这种方法只能识别 5% ～ 10% 的异常胎儿[43, 44]，因此需要寻找可用于专科转诊高危患者的替代方法。例如：用于筛查非整倍体的某些软指标也同样有助于胎儿心脏畸形的检出。

（一）颈项透明层厚度

胎儿心脏畸形筛查的一个重大进展是与胎儿 11 ～ 13 周时 NT 增宽相关[5, 45]，并随着 NT 厚度的增加，心脏畸形的概率也增加（表 5-3）。在 30% 的非整倍体有严重的心脏畸形的胎儿中，NT 厚度大于第 95 百分位（2.5 mm），而在正常胎儿中该比例仅为 5%。虽然早期胎儿超声心动图也受诊断能力的限制，但这个假阳性率仍然很高。当 NT 厚度大于 3.5 mm（大于第 99 百分位）时，应进行早期胎儿超声心动图检查。

表5-3　整倍体胎儿 NT 厚度增加与患先天性心脏畸形风险的关系

NT（mm）	重大心脏畸形风险
2.5 ～ 3.4	～1 ：50
3.5 ～ 4.4	～1 ：35
4.5 ～ 6.5	～1 ：10
6.6 ～ 8.5	～1 ：5

值得注意的是，NT 厚度为 2.5 ～ 3.5 mm（第 95 ～ 99 百分位）的胎儿比 NT 厚度大于第 99 百分位(大于3.5 mm)的胎儿多出约四倍。另外，其患有严重心脏畸形的背景风险(1 ：50)通常高于染色体异常的风险。当 NT 厚度为 2.5 ～ 3.5 mm 时，焦虑的孕妇会寻求医生对胎儿进行早期专项检查，以确定有无明显的心脏畸形。

单纯的NT增厚对于筛查早期胎儿心脏畸形的意义有限，但当NT增厚(第95～99百分位)合并静脉导管血流频谱异常和三尖瓣反流时，它的参考意义就变大了，此时应尽早进行胎儿超声心动图检查。

（二）三尖瓣反流

孕 12 周时，三尖瓣反流是心脏畸形的一项重要软指标，尽管其关联机制尚不明确。三尖瓣反流会出现在 1% 的正常胎儿中（假阳性），会出现在 30% 有明显心脏畸形的胎儿中（如果合并 NT 增厚，则为 40%）[46]。在筛查过程中，应谨慎使用脉冲多普勒检测三尖瓣反流，当声束聚焦在一点时，这种过度暴露可能会危及胎儿。BOX5-1 中显示了探查三尖瓣反流的技术要求。

BOX5-1　三尖瓣条件设置

机器中应存储以下脉冲多普勒参数设置：

速度：> 60 cm/s

取样容积：2 ～ 3 mm

扫描速度：2 ～ 3 cm/s

声束入射角度与血流方向夹角：<30°

检查步骤：

胎儿应该处于静止状态

图像应放大至只包括胎儿胸腔；

胎儿心尖四腔心切面（必要切面）。

在早孕期不应使用彩色血流显像，因为其对三尖瓣反流的诊断是不准确的，至少尝试 3 次，因为往后三个瓣膜中的一个或多个瓣膜可能显示欠佳。探头应该从瓣膜的一侧移向另一侧。

Nicolaides 2012 胎儿医学基金会： 三尖瓣血流； www.fetalmedicine.com. 更多信息及课程内容可以从这个网站中获得。

三尖瓣的瓣尖在关闭时会发出较大的拍打声，这是一种生理现象（图 5-12）。如果观察到右心房内有反流信号，且至少持续收缩期时间的一半，反流速度大于 60 cm/s 时，即可诊断三尖瓣反流（在这个时期，主动脉和肺动脉的流速不超过 50 cm/s）。反流可能是轻微的，也可能整个收缩期持续存在，不管哪种情况都与心脏畸形显著相关。当低分辨率妨碍了对房室瓣附着点错位的准确评估时，排除三尖瓣反流就显得尤为重要，在这种情况下，无三尖瓣反流是排除房室间隔缺损的良好指征。

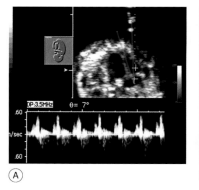
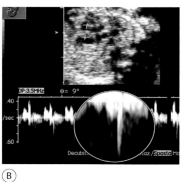
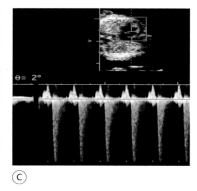

图 5-12　（A）正常三尖瓣血流频谱。图像放大率足够，声束入射角度与室间隔轴线几乎平行（夹角约 7°）。（B）正常三尖瓣血流频谱。瓣膜关闭时，瓣尖会产生一个短而尖的反向波，这在频谱上表示反流，但它时间短暂，不到收缩期的一半。（C）反流。占据收缩期一半时间的反流信号，反流速度超过 60 cm/s

！！！注意！！！

三尖瓣反流是先天性心脏畸形重要的软指标，其检出率约 30%，假阳性率约 1%。三尖瓣反流的评估是早孕期胎儿心脏检查的一个重要环节。

（三）静脉导管

静脉导管是一个喇叭状结构，将血液从脐静脉分流至右心房。其血流频谱异常与心脏畸形相关（图 5-13）[47]。

准确的静脉导管血流多普勒评估需要经过系统的培训[48]，才可对其血流频谱进行定性和定量评估。前者的异常表现为 a 波消失或反向，后者的异常表现为静脉导管搏动指数增高。邻近血管影响其评估很常见，BOX5-2 列出了对静脉导管检查的技术要求。

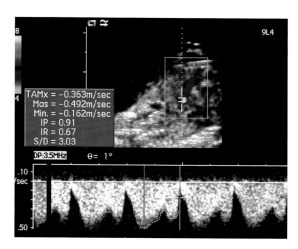

图 5-13 静脉导管血流频谱。局部放大图像至只包括胎儿胸腔及腹部。将取样框调小至 0.5 mm 以避免邻近静脉的干扰。声束入射角应小于 30°。滤波器应设置为低频（50 ~ 70 Hz），以便观察整个波形。扫描速度应设置到较快水平（2 ~ 3 cm/s），使频谱的每个波形可以清晰显示，更好地评估 a 波。搏动指数是在手动描迹波形后由仪器自动测量

BOX5-2　静脉导管条件设置

机器中应存储以下脉冲多普勒参数设置：

速度：20 cm/s

取样容积：0.5 ~ 1.0 mm

扫描速度：2 ~ 3 cm/s

滤波频率：50 ~ 70 Hz

声束入射角度与血流方向夹角：<30°

检查步骤：

胎儿应该处于静止状态；

图像应放大至只包括胎儿胸腔；

获取胎儿右心室正中矢状切面；

将脉冲多普勒的取样容积放置在脐窦上方的混叠区域。

Nicolaides 2012 胎儿医学基金会：三尖瓣血流；www.fetalmedicine.com. 更多信息及课程内容可以从这个网站中获得。

在大多数关于静脉导管血流异常与心脏畸形关联的研究中，多普勒检查在 NT 增厚的胎儿中为二线检查手段[49]。然而，早孕期静脉导管血流异常也是整倍体胎儿心脏畸形的独立标志物（检出率约 10%）[50]。因此，在 NT 筛查时胎儿心脏畸形的检出率在结合静脉导管血流

评估时可以从30%提高到40%。2%的正常胎儿会出现静脉导管血流异常（假阳性）。据报道，基于静脉导管搏动指数的定量评估可将假阳性率降低约一半[51, 52]。

在以往的研究中，获取静脉导管血流频谱时常出现某些问题，主要原因是在取样过程中，频谱可能发生了变化（正向到反向），甚至消失[53]。在某些情况下，不能显示静脉导管连接门静脉窦和膈下间隙，此时脐静脉引流可以是肝内，也可以是肝外。静脉导管缺失与胎儿结构异常、染色体异常或功能性心脏超负荷无关，预后通常较好[54]。

（四）风险因素：总结

随着医生与必需设备的增加，基本的心脏扫查可以逐渐纳入早孕期常规检查项目。与中孕期一样，检查医生在未证实心脏结构正常时，都应先假设它是异常的，怀疑有异常才能转诊给胎儿心脏病专家。早孕期及中孕期胎儿四腔心结构是唯一也是最可靠的风险评测指标！当发现风险指标时，应进行更详细的检查，以确定是否需要做早期胎儿超声心动图检查。包括：（1）NT厚度在第95百分位和第99百分位之间时，且合并三尖瓣反流或静脉导管血流频谱异常；（2）NT厚度大于第99百分位；（3）NT筛查中发现胎儿心脏畸形或其他结构异常。三尖瓣反流的评估是常规心脏扫查的重要部分，因为它的假阳性率很低，而且，当房室瓣附着点错位不能被很好地观察时，它可以作为替代检查方案。

第五节　解剖相关性及其局限性

心脏结构的检查在第四章中有提到，解剖主要用于妊娠后期，但有一些重要的区别。

（一）第一步：确认心脏的位置

在左侧，纵切面确定胃泡的位置。相对中孕期来说，早孕期膈疝较难诊断。

下腔静脉位于脊柱右前方，主动脉位于脊柱的左侧；在左侧可以看到心尖和一根血管。孕11周时，正常心轴约为50°，孕12周时约为45°，此时与妊娠后期观察到的夹角相同。心脏的大小是根据心胸周长比（正常范围0.38～0.40）来评估的。

当胎儿处于测量NT的合适位置时，探头旋转90°，并稍微向足侧滑动，即可得到一个很好的四腔心切面，探头滑动的距离很小。

为了确定心脏的正常位置，需使用腹腔脏器作为参照物，并应用彩色血流模式来确认腹部血管的位置排列。下腔静脉与右心房的汇入处是中孕期的一个重要参照部位，在早孕期由于其结构太小，没有太大的帮助。但是，也可以用右心耳作为参照，它在妊娠后期会变大，并呈典型的四边形，很容易与左心耳细小的管状结构相鉴别。能量多普勒或B/E-flow显像技术可以更好地显示二者（图5-14）。

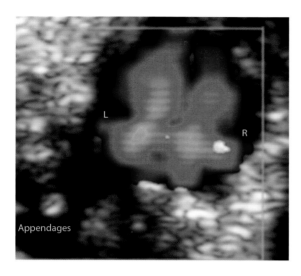

图5-14　用9MHz线阵探头扫查孕12周胎儿心耳的图像。右心耳（R）呈四边形，比管状的左心耳（L）大

（二）第二步：观察流入通道

早孕期胎儿心脏的相对比例与中孕期基本相同。彩色多普勒和能量多普勒是评估心室形态所必需的。房室瓣的启闭运动可以很容易用彩色多普勒来评估，其主要目的是能够清晰地观察到十字交叉和房室瓣附着点的错位，这也是二维设置得以优化的最佳指征。如果设备不能很好地显示房室瓣附着点的错位，则需要用脉冲多普勒来测量三尖瓣的血流速度。

（三）第三步：观察流出通道

用彩色多普勒来观察大血管，与妊娠后期相比，早孕期能更容易显示主动脉和肺动脉的交叉关系（"X"或"b"字征），并比较它们的位置关系（"V"字征），排除大动脉转位的可能（图5-15）。

三血管气管切面比较容易获得，因为早孕期胎儿的肋骨和脊柱不会造成太大的干扰。主

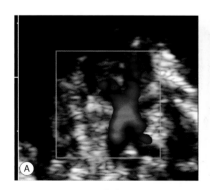 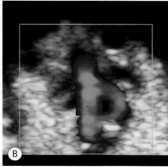 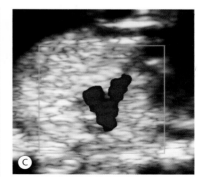

图5-15　（A）肺动脉穿过主动脉形成"X"字征。（B）"b"字征："b"的正后方一侧是肺动脉和动脉导管，弯曲的一侧是主动脉弓。（C）"V"字征：动脉导管汇入主动脉峡部，两条血管无须测量即可进行比较

动脉和肺动脉很细，可以在同一切面中显示，因此没有必要故意倾斜探头来观察大血管的交叉（在中孕期，需使用不同的探头倾斜方向来检查）（图5-16）。

室间隔—主动脉连续性是比较难观察的，即使对于超声专家们亦是如此。在此阶段，二维模式下比较难观察，因此需借助彩色多普勒来观察。其分辨率比灰阶模式低（B/E-flow除外），可能无法发现法洛四联症之类的畸形，特别是那些肺动脉内径正常的病例（图5-17）。

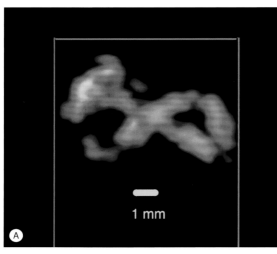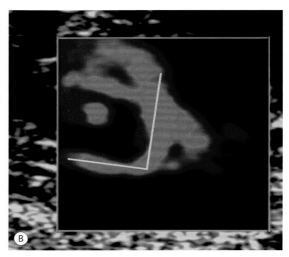

图5-16　当有高分辨率血流成像时，通过将整体灰阶增益降为零，即可轻易地获得以上图像。这种类似于血管造影的图像清晰地显示了大血管之间的关系，视觉上好比3D图像。（A）由于流出道非常细小（1 mm），无须移动探头即可清楚地显示它们的交叉（而在中孕期必须移动探头）。（B）动脉导管和主动脉弓：孕12周时动脉导管弓的曲度近似90°。在中孕期，角度会稍微变得不那么锐利，像是曲棍球棒

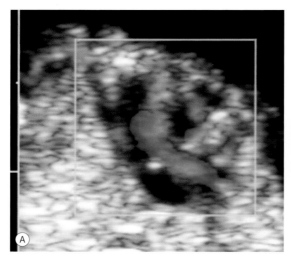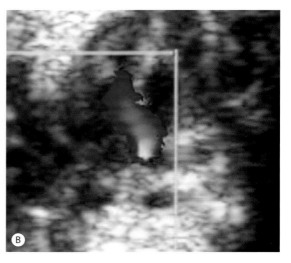

图5-17　由于心脏体积太小，故很难获取室间隔与主动脉根部连续性的清晰二维图像。而彩色血流模式可以较好地显示。（A）正常胎儿心脏。（B）法洛四联症的心脏，在孕12周时血管内径无明显改变。这样的病例在早孕期可能会漏诊。唯一的区别是主动脉与室间隔的夹角有轻微变化，这是只有专家们才有可能发现的可疑之处

迷走右锁骨下动脉（aberrant right subclavian artery，ARSA）是比较常见的一种血管走行变异（1%），可在主动脉弓水平观察到。据文献报道，它常与整倍体胎儿的心脏畸形有关，特别是圆锥动脉干畸形。专家们可在早孕期诊断迷走右锁骨下动脉[55]。

> 放慢节奏！
> 要系统全面地扫查，可以用核对表确保检查部位都已检查。
> 图像出现异常：一旦发现问题，适当鉴别它！
> 如果可见度欠佳，请耐心检查。

（四）胎儿心脏专家

对早孕期胎儿心脏的开创性研究是在 20 世纪 90 年代初进行的，当时主要是由产科医生采用经阴道超声检查的。在 20 世纪后期，随着超声技术的进步，医生开始采用经腹部超声进行检查[17, 18]。巧合的是，鉴于 NT 检查的重要性，临床对早孕期超声检查的兴趣逐渐增加。事实上，NT 增厚也与心脏畸形相关，这也增加了对胎儿心脏早期评估的需求。

在早孕期，医生可以准确地诊断明显的心脏畸形，敏感度为 85%，特异度为 99%[56]。如表 5-4 所示，孕 12 周时的扫查有明显的局限性，在中孕期和晚孕期的详细随访中记录了这点。左右心腔的不对称增加了心脏畸形的可能性，但这也可能是一过性的表现。而不幸的是，此时医生并不能够提供足够多的有效信息，容易让家属仅因为单纯的心脏问题就决定终止妊娠。在孕 12 周时扫查是正常的，很少会在孕 20 周时出现严重的结构畸形，但也并不能完全排除是正常的。因此，必须在中孕期再检查一次胎儿心脏[57]。如果在早孕期已经诊断出心脏畸形，常规细胞遗传学检测又失败时，那基因芯片检查就是胎儿产前诊断的一种比较有价值的方法[11]。

表 5-4　早孕期被漏诊的主要先天性心脏畸形

原因	心脏畸形类型
早期病变已经出现，但在 11 ~ 13 周还没有完全发展；图像质量和清晰度不够高，以至于在这个时期不能够发现细微异常	主动脉瓣或肺动脉瓣狭窄
	主动脉缩窄
	法洛四联症（肺动脉内径正常）
	肺静脉回流异常
	明确的室间隔缺损
病变在妊娠后期发展	心脏肿瘤
	心肌病（尤指原发性）

1. 病理学家

尸检不仅对于证实或驳斥产前诊断是必要的，它同时还提供了一些有价值的细节，这对于父母双方在准备下一胎的时候提供了更有效的帮助。但是，常规的（侵入式）尸检在早孕期进行的可行性很小，因为此时的胎儿心脏横径只有 4 ～ 6 mm。

首先是获取标本。引产后，必须仔细检查胎儿尸体，定位和识别胎儿心脏需要一定的专业知识，但有经验的医生获取较好标本的成功率约70%[45]。作为解剖的替代方法，目前正在研发几种成像技术，目的是收集早孕期胎儿心脏结构的一些额外影像信息。

2. 组织成像

高分辨率电子显微镜和荧光电子显微镜图像采集技术是一种组织成像技术，它是在将塑料或石蜡包裹的解剖标本用切片机进行切片时所获得的数字图像组成数据集的基础上进行的。然后可以调整数以千计的具有组织学意义的连续图像，以此来创建一个虚拟的 3D 整体结构模型。这些模型可用来对胎儿心脏以虚拟解剖的形式进行详细的形态学研究[58]。虽然这项技术可以获得高分辨率（0.5 ～ 5.0 μm）的组织学图像，但它们非常耗时，而且也有可能会损坏标本。

最新的研究表明，磁共振成像（magnetic resonance imaging，MRI）和计算机断层扫描（computed tomography，CT）也可以用来获取人体组织和器官的信息。

3. 磁共振成像

传统的磁共振通常用于成人的扫查，图像分辨率约 1 mm，相比之下，微型磁共振是一种小型高保真（7–特斯拉）扫描仪，最初是用于大鼠、小鼠和其他小型啮齿动物的研究。其分辨率（20 ～ 25 μm）正是孕 12 周胎儿心脏最理想的选择。磁共振可提供全方位不同角度的观察切面（图 5-18）。

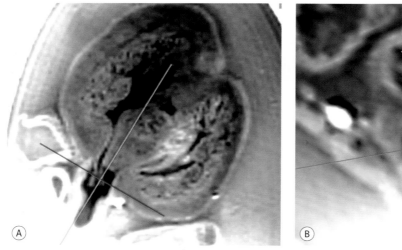
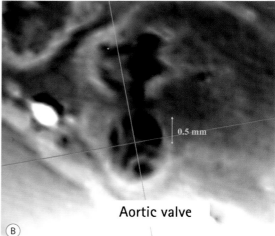

图 5-18　孕 12 周时胎儿心脏的微型磁共振成像。采集的数据会被自动编辑，以便观察主动脉瓣。主动脉的不同观察角度（A）纵切面和（B）横切面

这种方法的优点是在数据采集前不需要对标本进行特殊处理，因为磁共振可以扫描心脏的软组织结构。主要缺点是时间成本高（数据采集需要 24 ～ 48 小时），而且在实验室内配置一台磁共振是比较难实现的[59, 60]。

4. 计算机断层扫描（CT）

计算机断层扫描（或微型 CT）的基本原理与传统 CT 相同。微型 CT 已被证明是一种对小动物骨骼结构进行成像的强大技术，由于 X 射线对造影剂敏感，它也可以用来扫描其他组织。标本中的软组织可通过造影剂进行成像，空间分辨率为 6 ～ 8 μm[61]。

初步探索了微型 CT 成像技术用于扫查早孕期（11 ～ 13 周）引产胎儿心脏标本的可行性。它比微型磁共振耗时少很多（数据可以在几分钟内获取），CT 系统的安装和维护也比微型磁共振便宜很多（图 5–19）。

基于 3D 微型磁共振或微型 CT 成像的虚拟尸检，节省了时间和劳动的成本，也无须对标本进行切片。

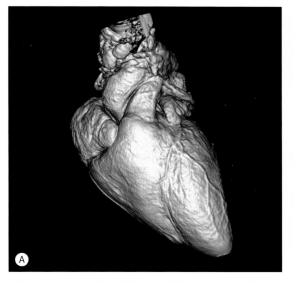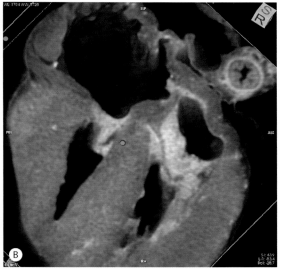

图 5–19 孕 12 周时微型 CT 对胎儿心脏的成像。（A）微型 CT 对整个心脏体积的渲染扫描，可清晰地显示冠状动脉这些细节。（B）虚拟切片可显示心室腔的样貌。解剖细节可以是微米级的

参考文献

1. Nicolaides KH. Screening for fetal aneuploidies at 11 to 13 weeks [J]. Prenat Diagn，2011（31）：7–15.

2. Syngelaki A，Chelemen T，Dagklis T，et al. Challenges in the diagnosis of fetal non-chromosomal abnormalities at 11–13 weeks [J]. Prenat Diagn，2011，31（1）：90–102.

3. Chiu RWK，Lo YMD. Noninvasive prenatal diagnosis empowered by high-throughput

sequencing [J]. Prenat Diagn，2012（32）：401–6.

4. Trines J，Hornberger LK. Evolution of heart disease in utero [J]. Pediatr Cardiol，2004（25）：287–98.

5. Clur SA，IB Mathijssen. Structural heart defects associated with an increased nuchal translucency：9 years experience in a referral centre [J]. Prenat Diagn，2008（28）：347–54.

6. Clur SAJ，Ottenkamp CM. Bilardo The nuchal translucency and the fetal heart：a literature review [J]. Prenat Diagn，2009（29）：739–48.

7. Volpe P，Ubaldo P，Volpe N，et al. Fetal cardiac evaluation at 11−14 weeks by experienced obstetricians in a low-risk population [J]. J Ultrasound Med，2012，31（4）：563–8.

8. Makrydimas G，Sotiriadis A，Ioannidis JP. Screening performance of first-trimester nuchal translucency for major cardiac defects：a meta-analysis [J]. Am J Obstet Gynecol，2003（189）：1330–5.

9. Pereira SR，Ganapathy A，Syngelaki N，et al. Nicolaides Contribution of fetal tricuspid regurgitation in first trimester screening for major cardiac defects [J]. Obstet Gynecol，2011（117）：1384–91.

10. Maiz N，Plasencia W，Dagklis T，et al. Ductus venosus Doppler in fetuses with cardiac defects and increased nuchal translucency thickness [J]. Ultrasound Obstet Gynecol，2008（31）：256–60.

11. Schmid M，Stary S，Blaicher W，et al. Prenatal genetic diagnosis using microarray analysis in fetuses with congenital heart defects [J]. Prenat Diagn，2012（32）：376–82.

12. Allan LD，Huggon IC. Counselling following a diagnosis of congenital heart disease [J]. Prenat Diagn，2004，24（13）：1136–42.

13. Allan L. Fetal cardiac scanning today [J]. Prenatal Diagnosis，2010，30（7）：639–43.

14. Smrcek JM，Berg C，Geipel A，et al. Detection rate of early fetal echocardiography and in utero development of congenital heart defects [J]. J Ultrasound Med，2006，25（2）：187–96.

15. Becker R，Wegner RD. Detailed screening for fetal anomalies and cardiac defects at the 11−13−week scan [J]. Ultrasound Obstet Gynecol，2006，27（6）：613–18.

16. Yagel S，Cohen SM，Messing B. First and early second trimester fetal heart screening [J]. Curr Opin Obstet Gynecol，2007，19（2）：183–90.

17. Carvalho JS，Moscoso G，Ville Y. First-trimester transabdominal fetal echocardiography [J]. Lancet，1998（351）：1023–7.

18. Huggon IC，Ghi T，Cook AC，et al. Fetal cardiac abnormalities identified prior to 14 weeks' gestation [J]. Ultrasound Obstet Gynecol，2002（20）：22–9.

19. Lombardi CM，Bellotti M，Fesslova V，et al. Fetal echocardiography at the time of the nuchal translucency scan [J]. Ultrasound Obstet Gynecol，2007（29）：249–57.

20. Abu-Rustum RS，Ziade MF，Abu-Rustum SE. Learning curve and factors influencing the feasibility of performing fetal echocardiography at the time of the first-trimester scan [J]. J

Ultrasound Med，2011，30（5）：695–700.

21. Mogra R，Alabbad N，Hyett J. Increased nuchal translucency and congenital heart disease [J]. Early Hum Dev，2012，88（5）：261–7. Epub 2012 Apr 5.

22. Eleftheriades M，Tsapakis E，Sotiriadis A，et al. Detection of congenital heart defects throughout pregnancy；impact of first trimester ultrasound screening for cardiac abnormalities [J]. J Matern Fetal Neonatal Med，2012.

23. Bronshtein M，Zimmer EZ，Milo S，et al. Fetal cardiac abnormalities detected by transvaginal sonographyat 12–16 weeks' gestation [J]. Obstet Gynecol，1991（78）：374–8.

24. Gembruch U，Knopfle G，Bald R，et al. Early diagnosis of fetal congenital heart disease by transvaginal echocardiography [J]. Ultrasound Obstet Gynecol，1993（3）：310–17.

25. Achiron R，Rotstein Z，Lipitz S，et al. First trimester diagnosis of fetal congenital heart disease by transvaginal ultrasonography [J]. Obstet Gynecol，1994（84）：69–72.

26. Browne J，Watson A，Gibson N，et al. Objective measurements of improvements in image quality with new imaging techniques [J]. Ultrasound Med Biol，2004（30）：229–37.

27. Fukada E. History and recent progress in piezoelectric polymers [J]. IEEE Trans Ultrason Ferroelectr Freq Control，2000（47）：1277–90.

28. Jie Chen，Panda R. Commercialization of piezoelectric single crystals for medical imaging applications [J]. IEEE Ultrasonics Symposium，2005（1）：235–40.

29. Chiao，RY. Xiaohui Hao Coded excitation for diagnostic ultrasound：a system developer's perspective [J]. IEEE Trans Ultrason，Ferroelect，Freq Contr，2005，52（2）：160–70.

30. Misaridis T，Jensen JA. Use of modulated excitation signals in medical ultrasound. Part I：basic concepts and expected benefits [J]. IEEE Trans Ultrason，Ferroelect，Freq Contr，2005，52（2）：177–91.

31. Mesurolle B，Helou T，El-Khoury M，et al. Tissue harmonic imaging，frequency compound imaging，and conventional imaging：use and benefit in breast sonography [J]. J Ultrasound Med，2007，26（8）：1041–51.

32. von Kaisenberg CS，Kuhling-von Kaisenberg H，Fritzer E，et al. Jonat Fetal transabdominal anatomy scanning using standard views at 11 to 14 weeks' gestation [J]. Am J Obstet Gynecol，2005，192（2）：535–42.

33. Jespersen SK，Wilhjelm JE，Sillesen H. Multi-angle compound imaging [J]. Ultrason Imaging，1998，20（2）：81–102.

34. Michailovich OV，Tannenbaum A. Despeckling of medical ultrasound images [J]. IEEE Trans Ultrason，Ferroelect，Freq Contr，2006，53（1）：64–78.

35. Goodman JW. Some fundamental properties of speckle [J]. J Opt Soc Amer，1976，66（11）：1145–50.

36. McDicken WN，and T. Anderson The Difference Between Colour Doppler Velocity

Imaging and Power Doppler Imaging [J]. Eur J Echocardiography，2002（3）：240–4.

37. Chiao RY，Mo LY，Hall AL，et al. B-mode blood flow（B-flow）imaging Ultrasonics Symposium [J]. 2000 IEEE，2000，2（2）：1469–72.

38. Huggon IC，Ghi T，Cook AC，et al. Fetal cardiac abnormalities identified prior to 14 weeks' gestation [J]. Ultrasound Obstet Gynecol，2002，20（1）：22–9.

39. Persico N，Moratalia J，Lombardi CM，et al. Fetal echocardiography at 11–13 weeks by transabdominal high-frequency ultrasound [J]. Ultrasound Obstet Gynecol，2011（37）：296–301.

40. Bellotti M，Fesslova V，De Gasperi C，et al. Reliability of the first trimester cardiac scan by ultrasound-trained obstetricians with high-frequency transabdominal probes in fetuses with increased nuchal translucency [J]. Ultrasound Obstet Gynecol，2010（36）：272–8.

41. Votino C，Kacem Y，Dobrescu O，et al. Use of a high-frequency linear transducer and MTI filtered color flow mapping in the assessment of fetal heart anatomy at the routine 11 to 13 + 6–week scan：a randomized trial [J]. Ultrasound Obstet Gynecol，2012，39（2）：145–51.

42. Garne E，Stoll C，Clementi M，The Euroscan Group. Evaluation of prenatal diagnosis of congenital heart diseases by ultrasound：experience from 20 European registries [J]. Ultrasound Obstet Gynecol，2001（17）：386–91.

43. Nora JJ，editor. Congenital Heart Disease：Causes and Processes. New York：Futura Publishing Co；1984. p. 339–58.

44. Allan LD. Echocardiographic detection of congenital heart disease in the fetus：present and future [J]. Br Heart J，1995，74（2）：103–6.

45. Hyett JA，Moscoso G，Nicolaides KH. Abnormalities of the heart and great arteries in first trimester chromosomally abnormal fetuses [J]. Am J Med Genet，1997（69）：207–16.

46. Pereira S，Ganapathy R，Syngelaki A，et al. Contribution of fetal tricuspid regurgitation in first-trimester screening for major cardiac defects [J]. Obstet Gynecol，2011，117（6）：1384–91.

47. Matias A，Huggon I，Areias JC，et al. Cardiac defects in chromosomally normal fetuses with abnormal ductus venosus blood flow at 10–14 weeks [J]. Ultrasound Obstet Gynecol，1999（14）：307–10.

48. Maiz N，Kagan KO，Milovanovic Z，et al. Learning curve for Doppler assessment of ductus venosus flow at 11 + 0 to 13 + 6 weeks' gestation [J]. Ultrasound Obstet Gynecol，2008，31（5）：503–6.

49. Favre R，Cherif Y，Kohler M，et al. The role of fetal nuchal translucency and ductus venosus Doppler at 11–14 weeks of gestation in the detection of major congenital heart defects [J]. Ultrasound Obstet Gynecol，2003（21）：239–43.

50. Chelemen T，Syngelaki A，Maiz N，et al. Contribution of ductus venosus doppler in first-trimester screening for major cardiac defects [J]. Fetal Diagn Ther，2011（29）：127–34.

51. Timmerman E，Oude Rengerink K，Pajkrt E，et al. Ductus venosus pulsatility index

measurement reduces thefalse-positive rate in first-trimester screening [J]. Ultrasound Obstet Gynecol, 2010 （36） ：661–7.

52. Wald NJ, Bestwick J P, Borrell A. Adding ductus venosus blood flow as a categorical variable to the Combined and Integrated tests in Down's syndrome screening [J]. J Med Screen, 2012, 19 （1） ：49–50. Epub 2012 Feb 22.

53. Bilardo C M, Muller M A, Zikulnig L, et al. Ductus venosus studies in fetuses at high risk for chromosomal or heart abnormalities：relationship with nuchal translucency measurement and fetal outcome [J]. Ultrasound Obstet Gynecol, 2001 （17） ：288–94.

54. Thomas JT, Petersen S, Cincotta R, et al. Absent ductus venosus — outcomes and implications from a tertiary centre [J]. Prenat Diagn, 2012, 32 （7） ：686–91.

55. Rembouskos G, Passamonti U, De Robertis V, et al. Aberrant right subclavian artery （ARSA） in unselected population at first and second trimester ultrasonography [J]. Prenat Diagn, 2012 （31） ：1–8.

56. Rasiah SV, Publicover M, Ewer AK, et al. A systematic review of the accuracy of first-trimester ultrasound examination for detecting major congenital heart disease [J]. Ultrasound Obstet Gynecol, 2006, 28 （1） ：110–16.

57. Yagel S, Weissman A, Rotstein Z, et al. Congenital heart defects：natural course and in utero development [J].Circulation, 1997, 96 （2） ：550–555.

58. Gindes L, Matsui H, Achiron R, et al. Comparison of ex-vivo high-resolution episcopic microscopy with in-vivo four-dimensional high-resolution transvaginal sonography of the first-trimester fetal heart [J]. Ultrasound Obstet Gynecol, 2012, 39 （2） ：196–202.

59. Thayyil S, Cleary JO, Sebire NJ, et al. Post-mortem examination of human fetuses：a comparison of whole-body high-field MRI at 9.4 T with conventional MRI and invasive autopsy [J]. Lancet, 2009 （374） ：467–75.

60. Votino C, Jani J, Verhoye M, et al. Postmortem examination of human fetal hearts at or below 20 weeks' gestation：a comparison of high-field MRI at 9.4 T with lower-field MRI magnets and stereomicroscopic autopsy [J]. Ultrasound Obstet Gynecol, 2012, 40 （4） ：437–44.

61. Schambach SJ, Bag S, Schilling L, et al. Application of micro-CT in small animal imaging. Methods 2010；50 （1） ：2–13 [J]. Circulation, 1997, 96 （2） ：550–5.

扩展阅读

Allan L. Screening the fetal heart. Ultrasound Obstet Gynecol 2006；28 （1） ：5–7.

Atzei A, Gajewska K, Huggon C, et al. Relationship between nuchal translucency thickness andprevalence of major cardiac defects in fetuses with normal karyotype. Ultrasound Obstet Gynecol 2005；26：154–7.

Chaoui R, Hoffmann J, Heling KS. Three-dimensional （3D） and 4D color Doppler fetalechocardiography using spatio-temporal image correlation（STIC）. Ultrasound Obstet Gynecol 2004；23：535–45.

Haak MC，Twisk JWR，Van Vugt JM. How successful is fetal echocardiographic examination in the first trimester of pregnancy？ Ultrasound Obstet Gynecol 2002；20：9–13.

Lee W，Allan L，Carvalho JS，et al.ISUOG consensus statement：what constitutes a fetal echocardiogram？ Ultrasound Obstet Gynecol 2008；32：239–42.

Ma Q，Ma Y，Gong X，et al. Improvement of tissue harmonic imaging using the pulse-inversion technique. Ultrasound Med Biol 2005；31（7）：889–94.

Martínez JM，Comas M，Borrell A，et al. Abnormal first-trimester ductus venosus blood flow：a marker of cardiac defects in fetuses with normal karyotype and nuchal translucency. Ultrasound Obstet Gynecol 2010；35（3）：267–72.

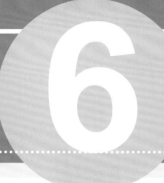

为什么：不容忽视的重要心脏病变

这一章将讲述产前遇到的主要心脏畸形。

第一节　第一步　位置的异常

检查胎儿心脏时，首先应寻找位置异常，然后从腹部开始逐步进行检查。

（一）内脏位置（visceral positioning）异常

当胃和心脏不在同一侧的情况下（图 6-1），心脏位置异常是明确的。更容易被忽视的是胃与心脏位于胎儿同一侧的时候，这种情况具有相同的病理相关性。

> 这意味着需要使用特殊的位置定位方法对胎儿的位置进行系统性的验证，而不是简单地检查心脏和胃是否在同侧。

在对胎儿进行病理解剖时或出生后进行检查时，常常不会注意到位置异常[1]。它们常常与复杂的心脏畸形（cardiopathies）相关，并且预后不良。这些异常属于有复发风险的内脏心房异位症（viscero-atrial heterotaxia，VAH）。在内脏心房异位症中，基因的偏侧异常（gene lateralization anomalies）促使心房和内脏在同一侧[2]。如图所示，那些表现为内脏心房异位症的

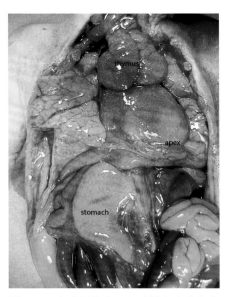

图 6-1　内脏异位症：心脏的心尖指向左侧，胃泡在右侧

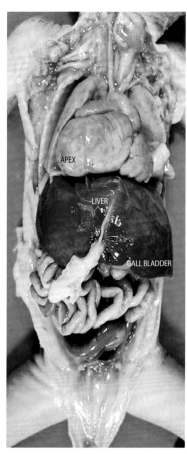

图 6-2　内脏心房异位症的中位肝。注意右边的心尖，这是异常的

胎儿内脏不是正常的，既没有真正的左侧也没有真正的右侧。这些腹部异常也不是对称性的。一般会影响到肝脏，肝脏位于中间，胆囊位于左侧或者右侧（图 6-2）。脾脏作为通常在左侧的器官，在右侧异构（right isomerism）时表现为缺失（无脾），在左侧异构（left isomerism）时表现为多个（多脾）。超声检查很难看到这些异常，特别是在没有系统地验证血管和腹部器官偏侧性的时候。

与此同时，在产前通过观察心耳来定义右侧异构或左侧异构也是不可能的。但这种类型的心耳"缺失"（"missing"）通常伴随对应的静脉回流异常。在左侧异构（两个左心耳，没有右心房）时常有体静脉回流异常伴右心房缺失，这种异常可观察到奇静脉回流伴下腔静脉离断（图 6-3），横断面（图 6-4）和纵切面（图 6-5）是很重要的观察切面[3]。另外，右心房是传导系统正常起搏的主要基础，右心房缺失可以引起传导问题。在右侧异构时左心耳缺失，需要寻找与肺静脉回流相关的异常，例如完全性或部分性肺静脉异位引流。

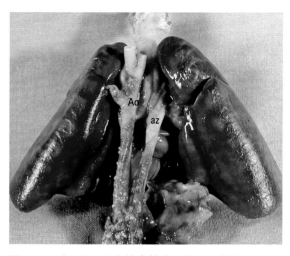

图 6-3　后面观，扩张的奇静脉连接上腔静脉（SVC）

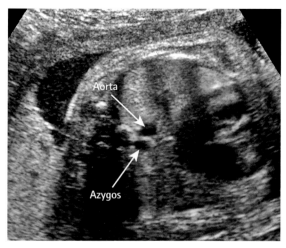

图 6-4　超声纵切面显示脊柱前方和左侧的两条血管，主动脉和奇静脉

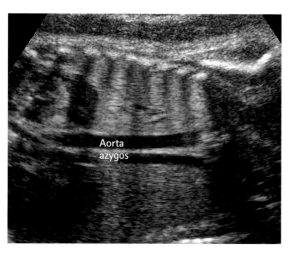

图 6-5 矢状面显示两条胸腹平行血管

这些畸形需要在胎儿经腹部切面（transabdominal diameter，TAD）上对腹部血管进行系统的观察，以及在四腔心切面上观察连接心脏与肺的肺静脉是正常的[4, 5]。

（二）血管位置异常（vessel position anomalies）

当需要确定经腹部切面上的血管时，可通过向胎儿头侧"连续"移动探头显示四腔心切面，就可以观察到几种可能性。

1. 在经腹部切面上，脊柱的左前方不是有一根而是有两根血管

这是左侧异构，这些血管位于四腔心切面（four-chamber view）左心房的后方（图 6-4 和图 6-5）。在胎儿经腹部切面上可以看到经典的下腔静脉离断伴奇静脉回流的情况。

尽管不是经常发生，但完全性肺静脉异位引流在膈下汇合时也可能出现这一征象。当肺静脉异位引流孤立出现时，可以被视为家族遗传。这可以在腹部切面上观察到。它也是心房内脏异位综合征的一部分，并且通常与这种病症的其他病理因素相关，很难被诊断出来。

2. 心房内脏异位综合征中存在的腹部器官或血管位置异常是定位的标志

这比频繁出现的复杂先天性心脏病诊断要容易。通常影响流入道及流出道，心房内脏异位综合征时心脏畸形累及流入道的主要表现为房室间隔缺损、单心室或单心房。累及流出道时，通常表现为肺动脉闭锁伴室间隔缺损，伴或不伴大动脉转位[8]。最后，在具有正常核型的患儿中发现房室间隔缺损时，应马上考虑到心房内脏异位综合征的可能[9]。

心房内脏异位综合征通常表现为核型正常的涉及位置异常、流入道、流出道异常相关的心脏畸形。

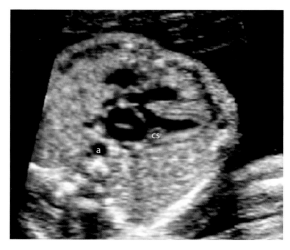

图 6-6　"小儿"四腔切面图，显示右侧降主动脉、心轴（60°）和扩张的冠状静脉窦。可以看到室间隔缺损在射血中占主导地位

3. 降主动脉被发现不是在四腔心切面脊柱的左前方而是在脊柱的右侧

用四腔心切面系统地寻找右位主动脉弓后方的右降主动脉（right descending）以便于诊断。它是圆锥动脉干心脏病（conotruncal cardiopathies，CTC）的一个极好的提示信号（warning signs）（图 6-6）[13]。最直接的征象就是流出道异常（图 6-7）。此外，当核型正常时，这个征象常提示 22q11 微缺失（图 6-8）。

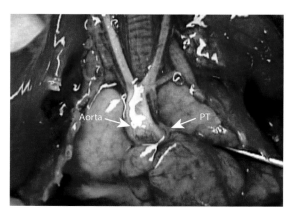

图 6-7　21- 三体胎儿法洛四联症伴左侧主动脉弓和右侧降主动脉。注意宽的主动脉和细的肺动脉

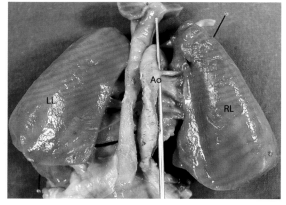

图 6-8　心肺后面观（heart-lung block，HLB），右侧降主动脉，探针下有主动脉—肺动脉侧支（main aortic - pulmonary collateral arteries，MAPCA）。这个胎儿有 22q11 微缺失

（三）关于心脏位置（position of the heart）的异常

心脏在右侧胸腔（图 6-9），心尖指向左侧。这种情况通常与左侧膈疝有关（图 6-10）。膈疝以特殊综合征的形式存在（例如弗林综合征）。相关的心脏畸形也可存在，通常也是圆锥动脉干异常。

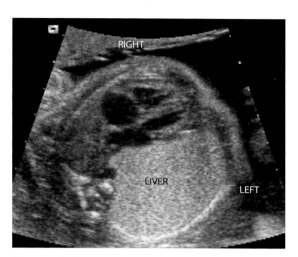

图 6-9　超声显示膈疝和位于左侧胸腔的肝脏。心尖向左偏转

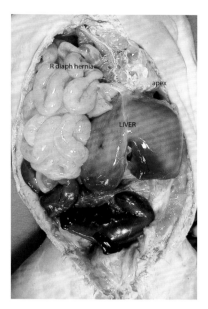

图 6-10　肉眼观，膈疝的右半胸腔内显示肝和肠。心尖向左偏转

早孕期

先天性膈疝（congenital diaphragmatic hernia，CDH）的检测是可能的，但在很多情况下，膈肌缺损仍然太小，不足以让胃向上移位[14, 15]。

（四）导致心轴改变的心脏畸形

室间隔是左、右心室的分界，在四腔心切面上就是心轴的位置。它通常与前、后正中线呈45°左右的角度，并反映左、右心室之间的平衡。右心室流入道由右心房和右心室的流入部分组成，左心室流入道由左心房和左心室的流入部分组成。在检查过程中应使用四腔心切面观察心轴的变化（图6-11）。病理性改变所引起的腔室不对称，可以导致心轴发生改变，是必须注意的[16]。

1. 腔室出现明显的不对称时心轴角度明显大于45°

这在左心严重发育不良（图6-12和图6-13）及三尖瓣下移畸形中常见。由于三尖瓣关闭不全，

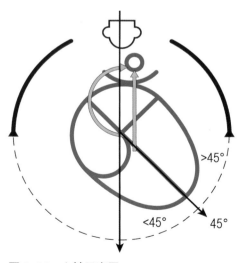

图 6-11　心轴示意图

右心房可以扩张得很大（图6–14）。尤其是当隔瓣更多的黏附在室壁时，心房可以比心室大。产前发现这种情况是很严重的。

2. 流入道腔室保持对称

然而，心轴的角度在法洛四联症（tetralogy of Fallot，TOF）时可达到60°，这是由于室间隔缺损、主动脉骑跨导致主动脉膨出，使心脏呈"靴形"所造成的（图6–15；另见图6–5）。

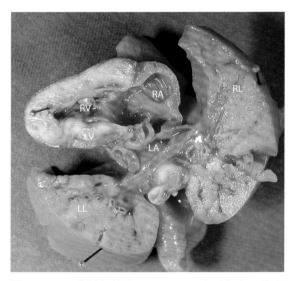

图 6–12　二尖瓣闭锁（mitral atresia）引起左心室发育不良时心轴角度大于45°的肉眼观

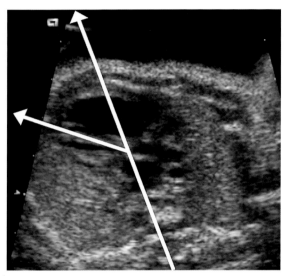

图 6–13　左心室发育不良时心轴角度大于45°的超声图像

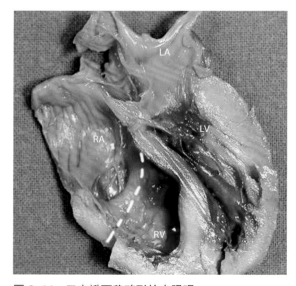

图 6–14　三尖瓣下移畸形的肉眼观

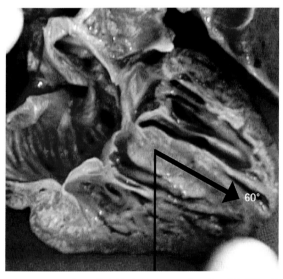

图 6–15　法洛四联症的肉眼观，心脏呈典型的"靴子"形状，心轴为60°

3. 心轴角度小于 45°

右心室发育不良时就会出现这种情况，即室间隔完整的肺动脉闭锁（图 6–16 和图 6–17），也就是说不伴有室间隔缺损[17]。注意不要将这种情况与伴有室间隔缺损的肺动脉闭锁混淆，这是圆锥动脉间隔向前移动（anterior swing）引起圆锥动脉干畸形的主要形式，并且一般伴有室间隔缺损。在室间隔完整的肺动脉闭锁（除外体积较小的肺动脉主干和右心室）时，瘘管可以存在于右心室壁内的冠状动脉循环，在胎儿期可以在右心室壁内看到（图 6–18），表现为多普勒信号出现多重混叠。这种血流动力学改变可导致胎儿在宫内死亡[18]。

4. 心轴可以为负角度（心尖指向右侧）

这时心脏呈一个完全镜像（图 6–19）。心脏反位与腹部脏器反位相关，这种异常虽然属于心房内脏异位综合征，但通常没有引起大家的注意。由于房室不协调（atrioventricular discordance）而导致的右旋心也可以使心尖向右移位。

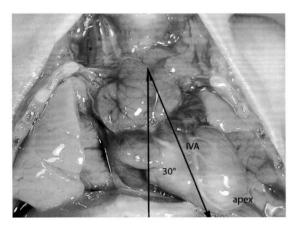

图 6–16 伴有室间隔缺损的肺动脉闭锁的解剖正面观，心轴小于 45°

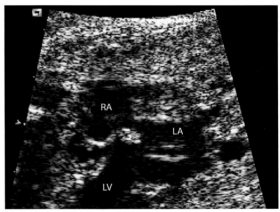

图 6–17 伴有室间隔缺损的肺动脉闭锁的超声四腔心切面

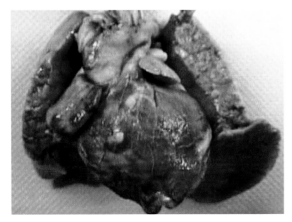

图 6–18 伴有室间隔缺损的肺动脉闭锁的前面观。注意瘘道

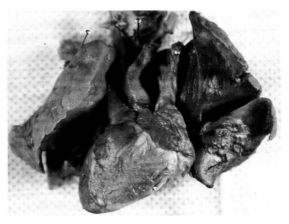

图 6–19 完全性内脏反位；心脏的顶点在右边

> **早孕期**
>
> 在第 12 孕周时，心轴角度趋向于增大。在某些心脏畸形中会增加，例如法洛四联症 [19, 20]。

第二节 第二步 流入道的病变

对于每一个关键点都有一种或者几种病理情况相对应。

第 3 点：心脏在膈肌上，左心房与左、右肺静脉相连接。

第 4 点：四腔心切面。

第 5 点：腔室对称和连接一致。

第 6 点：十字交叉完整和房室瓣附着点错位。

（一）第 3 点：心脏在膈肌上

如果不把左、右肺静脉作为参考点的话，那么就很可能会漏诊有关肺静脉回流的严重畸形。完全性肺静脉异位引流被视为：

①与诸如内脏心房异位症之类的复杂心脏畸形有关（如前所述）[5]，尤其是在右侧异构时（图 6-20；另见图 6-8）。

②孤立性的完全性肺静脉异位引流 [21]，在出生后会导致严重问题，如果在产前没有诊断，将会导致新生儿死亡。这是以家族形式存在的畸形，要重视病史的询问，包括家族心脏手术病史（通常是部分性肺静脉异位引流）或无法解释的新生儿死亡（可能是未经诊断的完全性肺静脉异位引流）（图 6-21）。多普勒可以提供帮助，尤其是在左心房不大时更是必要的。

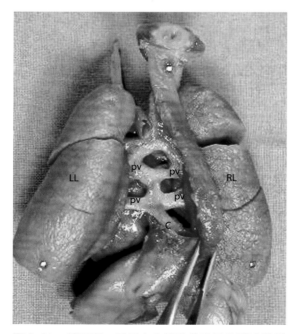

图 6-20 后面观，显示完全性肺静脉异位引流的引流血管在膈下汇合（C）

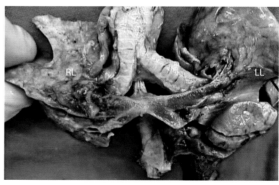

图 6-21 完全性肺静脉异位引流，引流血管在膈肌上汇入上腔静脉。新生儿在 1 个月死亡

（二）第 4 点：如果不能区分四个腔室

这种情况下，可以确定以下内容：

1. 三腔心

在单心房或单心室的情况下为三腔心。单心房的诊断通常与房室间隔缺损相关，在完全没有房间隔的情况下，不会引起特别的问题，需要考虑 Ellis-van Creveld 综合征（图 6-22）。

由于很难将单心室与极端心室发育不良，尤其是左心室发育不良区分开，因此单心室的情况更为微妙。在这种情况下，通常将增大的右心室乳头肌误认为室间隔。但是在这些情况下，对四腔心切面的仔细分析也无法找到具有正常心脏特点的平衡腔室。

2. 四腔室以上

在左侧房室角处看到一个小的额外圆形腔室（图 6-23；另见图 6-6），最常见的冠状静脉窦扩张（dilated coronary sinus）是永存左上腔静脉（PLSCV）。这种扩张的重要性及其最终的影响取决于它与永存左上腔静脉和肺静脉的关系[22]。在不典型的四腔心切面，冠状静脉窦扩张时易做出房室间隔缺损的错误诊断（图 6-24）[23]。

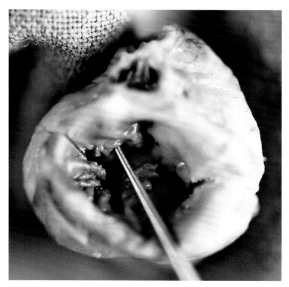

图 6-22　右后视图显示胎儿心脏 Ellis-van Creveld 综合征，单心房悬在一个完全性房室间隔缺损上。注意桥接小叶发育不良

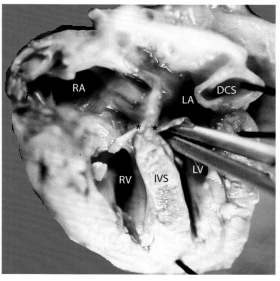

图 6-23　肉眼观四腔心，21- 三体患者扩张的冠状静脉窦，注意房室瓣附着点点位于同一水平（LIAVV），无缺损（用 * 标记）

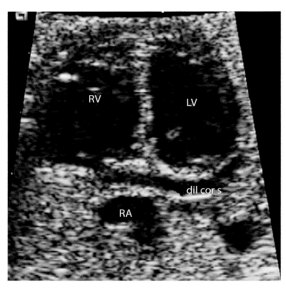

图6-24 超声图像上观察后方的冠状静脉窦扩张，这可能会误诊为房室间隔缺损

3. 五腔室

应该意识到这是一种非常罕见的两个左心房：左侧三房心[24]。这个"前房"接收肺静脉的回流，并通过一个紧密的孔口与左心房沟通，导致了与二尖瓣狭窄相同的效果，最终会影响左心发育。

> **早孕期**
>
> 早孕期检查四腔心是可能的；但是，在某些情况下，几个星期后再对四个腔室进行仔细分析会更好。早孕期很难显示扩张的冠状静脉窦。

（三）第5点：不对称或连接不一致的腔室（asymmetric/ discordant chambers）

如果腔室是不对称的，可以分辨出各种结构畸形。

与三尖瓣闭锁（图6-25）相比，伴有完整室间隔的肺动脉闭锁导致的右心室发育不良（图6-18）更常见。在三尖瓣闭锁（tricuspid atresia）的病例中，某些病例与22q11微缺失有关[25]。右侧房室瓣关闭，但由于球室孔的持续存在，确保了左、右心室流出道之间的连通，大动脉可以保持平衡。然而，它们经常会转位。

伴随不同程度的严重性和不同的病因[26]，左室发育不良（hypoplasia of left tract）预后差[27]。根据梗阻的程度，可以看到（或看不到）左心室腔，室壁呈高回声。主动脉闭锁或狭窄造成阻力，与之抗争会导致纤维弹性增生（图6-26）[28]。这种纤维弹性增生表现为高回声。

由于三尖瓣间隔小叶的"心房化"，右心房常常增大，这与三尖瓣下移畸形有关（图6-27；另见图6-14）。右心室功能会大大降低。

> **早孕期**
>
> 腔室不对称通常是一个非特异性的发现，需要在以后孕周进行监测和重新评估。它可以代表在正常心脏中的一个暂时性发现[29-34]。而室间隔完整的肺动脉闭锁、三尖瓣闭锁、三尖瓣狭窄和左心室发育不良综合征预后不良。

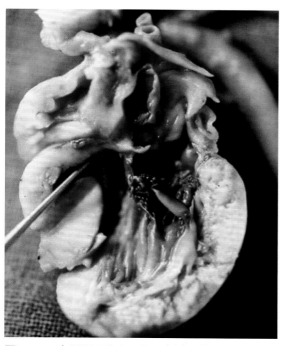

图 6-25   肉眼下四腔心可见三尖瓣闭锁的闭孔

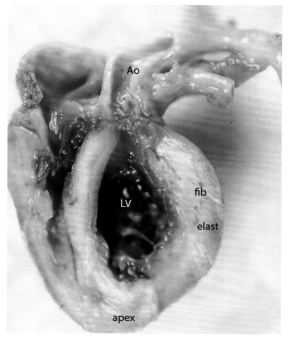

图 6-26   主动脉闭锁和纤维弹性增生的四腔室肉眼观

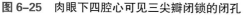

！！！注意！！！

妊娠 20 ~ 22 周时的胎儿心腔和大动脉直径不对称被描述为主动脉缩窄的警示信号[35]。这种畸形在出生时可能非常严重。如果有些许怀疑，应该毫不犹豫地去咨询心脏病专家，以便进行后续跟进。

腔室连接不一致的情况

房室连接不一致是罕见的，定义为右心房和左心室（有一个平滑的间隔）之间的连接，而左心房（接收肺静脉回流）和右心室（有肌小梁）之间的连接，这种异常在胎儿期相对容易被发现，通过对四腔心切面房室一致性的观察，可以观察到流入道的不一致，进而发现房室连接不一致和心室—动脉连接不一致。这种双重不一致被称为"矫正型大动脉转位"（图 6-28）[36]。从理论上来说，矫正型大动脉转位没有早期和明显的症状，它经常伴发其他心脏异常，如室间隔缺损、肺动脉瓣狭窄、心律失常等。

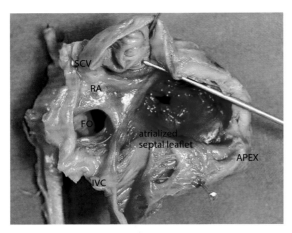

图 6-27　三尖瓣下移畸形的肉眼观，显示右室流入道开放

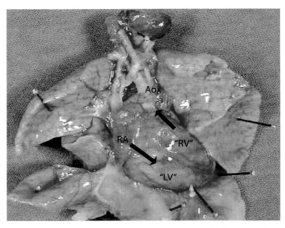

图 6-28　双重不一致或"矫正型大动脉转位"的肉眼观

（四）第 6 点：瓣环闭锁或附着点位置无错位

房室瓣像阀门一样可以让血流通过，因此有必要采集房室瓣关闭和开放的四腔心切面。在两种病理状态下是不会有血流通过的：二尖瓣闭锁（图 6-29）和三尖瓣闭锁（图 6-25）。判断房室瓣附着点异常也是一个重要的环节，应使用四腔心切面观察。事实上，房室瓣没有附着或房室瓣附着点无错位（linear insertion of atrioventricular valves，LIAVV）是所有房室间隔缺损的特点。这一畸形谱包括从完全性房室间隔缺损（complete AVSD）（图 6-30 和图 6-31）到房室瓣附着点呈直线而不伴缺损，在解剖和超声领域都有报道[37,38]。这个畸形谱还包括部分性房室间隔缺损（伴二尖瓣裂的原发孔型房间隔缺损）和部分性房室间隔缺损伴流入道室间隔缺损。房室间隔缺损与 21- 三体的关系密切，这是众所周知的（图 6-32）。

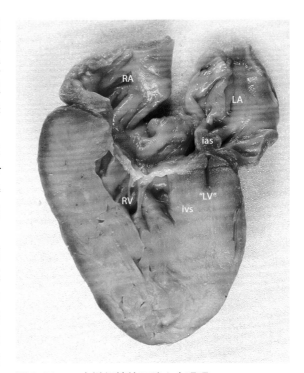

图 6-29　二尖瓣闭锁的四腔心肉眼观

对于完全性房室间隔缺损，一般共同房室瓣（common valves）的上瓣、下瓣（图 6-33 和图 6-34）从上方桥接房室间隔缺损。根据房室间隔缺损畸形谱的严重程度，最终可以看到出现回声的间隔（septum intermedium）

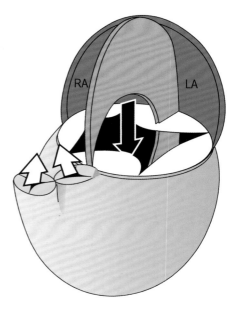

（图 6-35）。有时，桥接小叶（bridging leaflets）附着在缺损的嵴上（图 6-36）。这包括了两种不同类型的超声表现：一种是无瓣膜附着点的共同房室瓣（图 6-33～图 6-35），像海鸥的一只翅膀一样开放和关闭；一种是伴有桥接小叶（图 6-37；另见图 6-36），像海鸥的两只翅膀一样拍动（图 6-38）。

在部分性房室间隔缺损（partial atrioventricular septal defects）的情况下，缺损为原发孔型（ostium primum type）房间隔缺损（atrial septal defect，ASD）（图 6-39 和图 6-40）或流入道型室间隔缺损（inlet ventricular septal defects）（图 6-41 和图 6-42）。在这两种情况下，房室瓣的附着点似乎在同一水平。有可能是二尖瓣裂，但在这里，也可能是附着点在同一水平。

除了有缺损的部分性房室间隔缺损外，作者还报道了房室间隔缺损的一种少见形式，将其命名为无缺损型房室瓣附着点无错位（LIAVV）（图 6-43～图 6-45；另见图 6-23）[37]，现在可以被超声观察到（图 6-46）。缺乏正常的瓣膜附着点错位是关键所在（图 6-47 和图 6-48）。

图 6-30　左边"垂直"心脏的胚胎学示意图。仍然是完全性房室间隔缺损

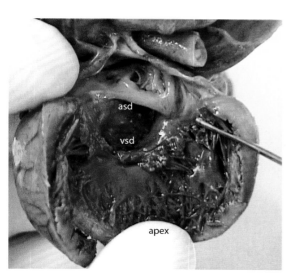

图 6-31　"垂直"心脏的肉眼观。左侧流入道显示一个大缺损和两个桥接小叶

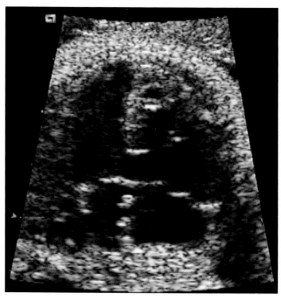

图 6-32　21-三体胎儿的超声图像。完全性房室间隔缺损。注意桥瓣插入点位于同一水平

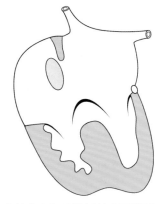

图 6-33　完全性房室间隔缺损的主要类型

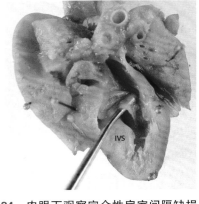

图 6-34　肉眼下观察完全性房室间隔缺损，金属钳下方的桥接小叶（海鸥的"单翼"）

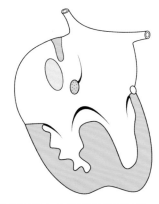

图 6-35　带间隔的完全性房室间隔缺损

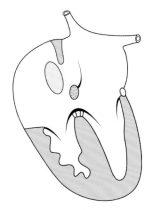

图 6-36　完全性房室间隔缺损的间隔和连接在室间隔缺损顶部的桥接小叶，就像海鸥的两翼

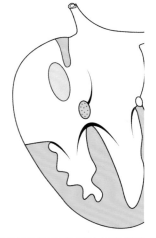

图 6-37　伴原发孔型房间隔缺损的部分性房室间隔缺损示意图

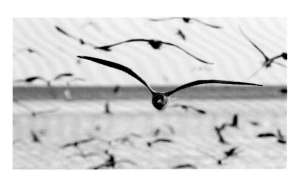

图 6-38　飞翔在地中海上的海鸥

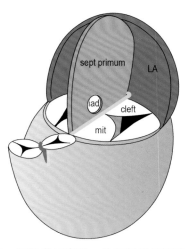

图 6-39　胚胎学示意图，从左侧看伴原发孔型房间隔缺损的部分性房室间隔缺损。iad：房间隔缺损

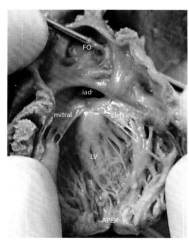

图 6-40　从左侧打开的垂直胎儿心脏的肉眼观显示房间隔缺损和二尖瓣裂。探针穿过卵圆孔

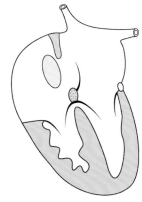

图 6-41　伴流入道型室间隔缺损的部分性房室间隔缺损

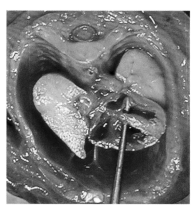

图 6-42　21- 三体胎儿中伴流入道型室间隔缺损（探针）的部分性房室间隔缺损肉眼观

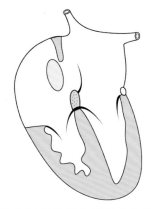

图 6-43　没有缺损的房室瓣附着点位于同一水平（LIAVV）

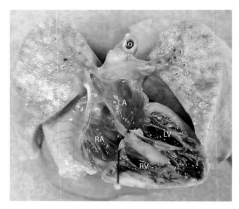

图 6-44　21- 三体胎儿的无缺损 LIAVV 心脏四腔心切面的肉眼观。注意突出的三尖瓣隔叶（标记为 *）

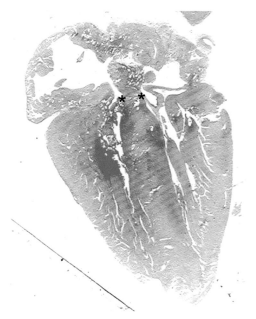

图 6-45　21- 三体胎儿无缺损 LIAVV 心脏四腔心切面的组织学切片。二、三尖瓣附着点在同一水平（*）

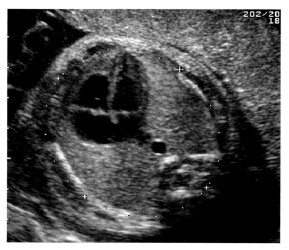

图 6-46　21- 三体胎儿无缺损 LIAVV 的心脏四腔心切面。注意三尖瓣隔叶

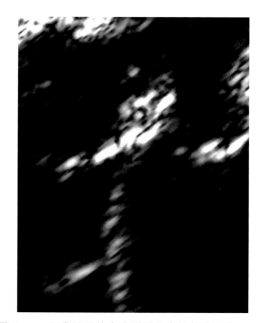

图 6-47　正常胎儿的房室瓣附着点的超声图像

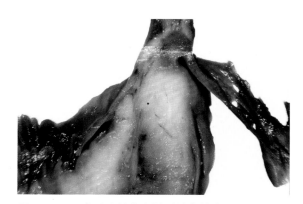

图 6-48　正常胎儿的房室瓣附着点的肉眼观

在正常心脏中，房室瓣附着点的错位是恒定的，而在所有的房室间隔缺损分类中，可以观察到房室瓣的附着点都呈直线，使它们看起来像海鸥的翅膀（图6-38）。

一项尚未发表的大型前瞻性研究也表明，在某些圆锥动脉干畸形（conotruncal cardiopathies，CTCs）中，发现无缺损型房室瓣附着点无错位（LIAVV）。这证实了在这些心脏中已经观察到的胎儿病理学结果（图6-49）。

！！！注意！！！

在肯定流入道出现异常、房室瓣不对称或异常附着点之前，必须确认四腔心切面是标准的心尖四腔心切面。

以下两个显示在同一切面上的标志可确保此切面的质量：

两根肺静脉汇入左心房。

可以看到一个（或两个）完整的肋骨。

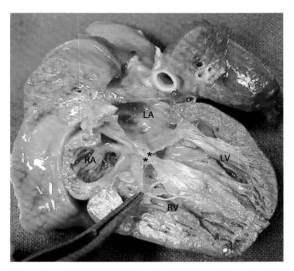

图6-49　法洛四联症胎儿的四腔面肉眼观。注意房室瓣的附着点位于同一水平，无错位（标记为 *）。而室间隔缺损位于流出道

在经腹部平面和最佳四腔心切面上，至少有一个完整肋骨的存在可以确定该切面是标准的切面。

早孕期

早孕期房室间隔缺损最好用高频线阵探头或经阴道探头来检查。强烈建议对流经三尖瓣的血流进行常规观察：没有三尖瓣反流是提示没有房室间隔缺损的良好指标。

第三节　第三步　流出道的病变

有时在四腔心切面观察到某些不显眼的异常信号，通常可以怀疑流出道病变（outlet pathologies）。其中包括：

右侧降主动脉（图6-6～图6-8）。

心轴呈60°角（图6-6和图6-15），流出道腔相对平坦，在严重的法洛四联症中可见呈"靴"形的心脏。

在流出道水平，这些不同的病变涉及几个关键点，包括：

第7点：两个平衡的流出道腔被一个完整、对齐的室间隔隔开。

第8点：两根交叉的大动脉。

第9点：心室流出道连接一致。

第10点：正常的主动脉弓。

（一）第7点：病理学

流出道缺损是圆锥动脉干畸形的直接提示标志。如果缺损位于下腔静脉的小梁出口段（图6–50），实质上是一个有错位的室间隔缺损，它破坏了室间隔—主动脉连接。

这种类型的大的流出道缺损（图6–51和图6–52）是圆锥动脉干畸形的特征，是与圆锥动脉干畸形相关的最常见的室间隔缺损类型。它与圆锥间隔的前摆有关，根据摆动的程度，它可以导致一系列畸形：从法洛四联症到伴有室间隔缺损的肺动脉瓣闭锁（图6–53）。

圆锥动脉干畸形涉及漏斗间隔的室间隔缺损很少见，它更小、更难被看见，除了"SOS"征外（称为LV-Ao矢状视图）。漏斗部室间隔缺损离膜部较远，常与后摆引起的圆锥动脉干畸形有关（图6–54）。程度较轻的形成

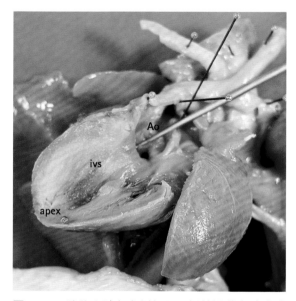

图6–50 胎儿心脏向左侧打开。探针沿着主动脉壁进入右心室

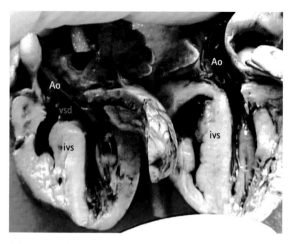

图6–51 左心室—主动脉视图的肉眼观：法洛四联症合并主动脉骑跨、室间隔缺损，与正常心脏的对比

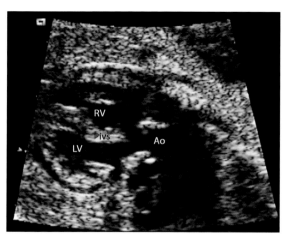

图6–52 主动脉骑跨的超声图像

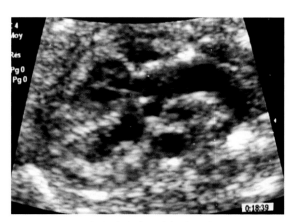

图 6-53　另一个主动脉骑跨的超声图像

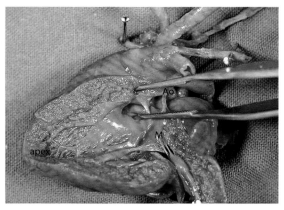

图 6-54　流出道左侧面观，后摆的情况下，漏斗部的室间隔缺损更为常见。注意位于镊子之间的脊，这对左心室流出道构成阻碍

主动脉弓缩窄综合征（主动脉狭窄伴流出道缺损），主要的类型是主动脉弓离断。当不能立即看到室间隔缺损且流入道腔平衡时，大动脉内径不一致能够帮助辨别出缺损的存在。在圆锥动脉干畸形中，室间隔缺损在很大程度上是由错位引起的。

　　验证室间隔——主动脉的连续性和血管的平衡（内径相同）可以排除大部分圆锥动脉干畸形的可能性，尤其是最常见和最严重的圆锥动脉干畸形，例如法洛四联症和伴有室间隔缺损的肺动脉瓣闭锁。

早孕期

　　在大多数情况下，法洛四联症是可以检出的，但是当肺动脉内径正常时，超声医生可能会漏诊。但会由于心轴左偏而引起怀疑。

　　诊断要基于大量的解剖细节，以便进行准确的诊断[39, 40]。

　　早孕期只有少数病例的报道，因为所有类型圆锥动脉干畸形的细节都出现在妊娠后期。

　　可以通过检测到肺动脉中的逆向血流，识别出肺动脉瓣闭锁伴室间隔缺损[41, 42]。

　　就和房室间隔缺损一样，圆锥动脉干畸形也有畸形谱。面对每种形式的圆锥动脉干畸形，如果染色体核型正常，应该想到 22q11 微缺失的可能性[43]。

　　圆锥动脉干畸形谱的主要形式是共同动脉干（common arterial trunk，CAT）（图 6-55），没有漏斗部或圆锥间隔；伴有流出道室间隔缺损（outlet ventricular septal defects），跨骑在室间隔之上。肺动脉主干起源于共同动脉干，通常是发育不良的。与其他圆锥动脉干畸形的鉴别点在于大动脉的内径和相对于室间隔缺损的位置。

　　最轻的是孤立出现的流出道室间隔缺损。

在圆锥间隔或漏斗隔前摆（图6-56）的情况下，并根据该摆动的程度，可以将法洛四联症分为轻度和重度。最严重的是伴有室间隔缺损的肺动脉瓣闭锁。这些心脏畸形在胎儿中非常常见，并且发生率在升高[44]，约占圆锥动脉干畸形的55%。

在圆锥间隔后摆的情况下（图6-57），主动脉血流成比例地减少，从而导致主动脉弓的某些部分被阻断，从主动脉弓缩窄（少见形式）直至主动脉弓离断（interruption of the aortic arch，IAA）（主要形式）。这可以用不同节段的多个和特定的胚胎起源来解释。

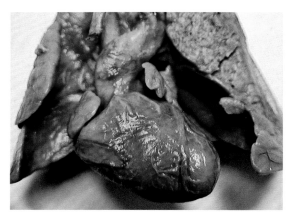

图6-55 胎儿永存动脉干的解剖图。注意心轴为60°，心脏呈"靴"形

较轻的类型是主动脉弓缩窄，它与部分狭窄（或主动脉缩窄）伴流出道室间隔缺损有关。主动脉弓离断（IAA）是最常见的类型（图6-58），主动脉弓离断本身存在几种类型，约占胎儿圆锥动脉干畸形的14%。但在22q11微缺失的病例中，80%的主动脉弓离断为B型[43]，其特征是在左颈总动脉和左锁骨下动脉（left subclavian artery，LSCA）（图6-59）之间出现连续性中断（如图6-58中的虚线所示）。在主动脉弓离断时，应把注意力放在主动脉弓离

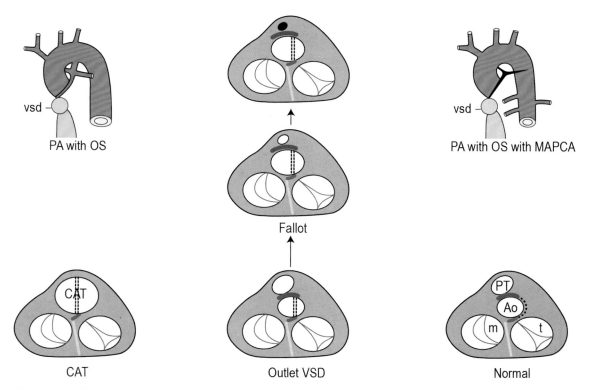

图6-56 圆锥隔前摆导致的圆锥动脉干畸形谱示意图：从法洛四联症到室间隔完整的肺动脉瓣闭锁

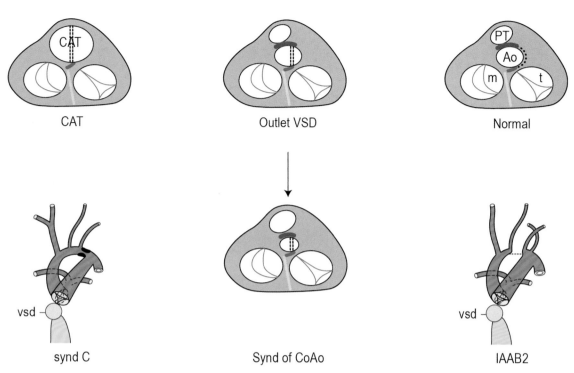

图 6-57 圆锥隔后摆引起的圆锥动脉干畸形谱示意图：从主动脉弓缩窄综合征到主动脉弓离断

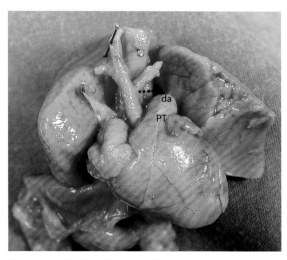

图 6-58 B 型主动脉弓离断解剖图。注意升主动脉的角度以及左颈总动脉和动脉导管之间没有连续性

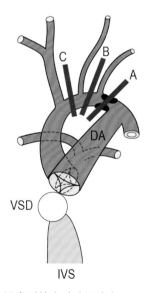

图 6-59 不同类型的主动脉弓离断

断前的升主动脉不寻常的"垂直"外观上。

在涉及血管直径不对称的畸形中，可以根据这些血管在室间隔上方错位的程度来判断。这些位置错位可能非常重要，以至于很难区分法洛四联症和右心室双出口，法洛四联症时主动脉从右心室双出口接收来自右心室的血流但骑跨率小于 50%，其中肺动脉主干和主动脉主要从右心室发出。

圆锥动脉干畸形的某些特殊类型主要由 22q11 微缺失引起：右主动脉弓；B2 型主动脉弓离断（图 6-58）；伴有室间隔缺损的肺动脉瓣闭锁存在主动脉—肺动脉侧支动脉（main aortic–pulmonary collateral arteries，MAPCA）（图 6-60）；动脉导管缺如。此外，有 30% 的胎儿出现相关的肾脏异常[43]。

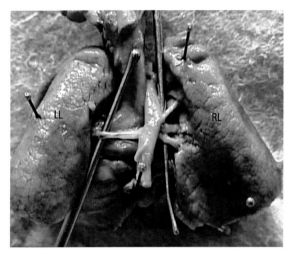

图 6-60 室间隔完整的肺动脉瓣闭锁的解剖图。主动脉—肺动脉侧支（MAPCA）从主动脉流向左、右肺部

！！！注意！！！

在羊水过少的情况下，具有正常核型的胎儿中发现流出道异常的心脏畸形时，应立即考虑到 22q11 微缺失，因为 30% 与肾脏异常有关。

（二）第 8 点：大血管的空间位置关系的判断是关键

早期妊娠

共同动脉干和右室双出口是可以被发现的，而有些病例的诊断会被推迟。

大动脉转位的预后取决于产前对它的诊断[45, 46]。在解剖学上，大动脉转位被描述为心室动脉不协调（图 6-61 和图 6-62）。主动脉起源于右心室，位于起源于左心室的肺动脉的前方。这导致两根大动脉几乎平行走行（图 6-63），走向降主动脉（图 6-64 和图 6-65）。

超声对大动脉转位的诊断意味着必须检查每个心室大动脉的情况，应当注意到：

从左心室发出的一根血管，将汇入降主动脉并迅速分支，因此它是肺动脉。

从右心室前部发出的一根血管，前后走行较长一段距离后再连接降主动脉（图 6-66）。这根动脉背侧发出颈部分支血管，因此它是主动脉。

孤立的心室动脉不协调（ventriculo-arterial discordance）是诊断大动脉转位的重要线索。

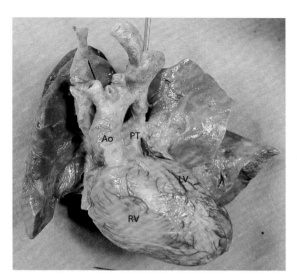

图 6-61 大动脉转位的肉眼观

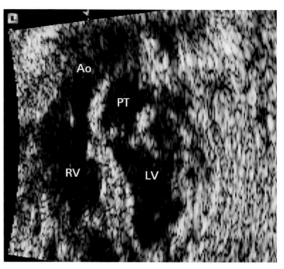

图 6-62 大动脉转位的超声图像

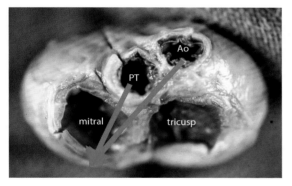

图 6-63 心脏大动脉的右后剖面图。箭头表示主动脉、肺动脉在大动脉转位中重新连接降主动脉的走行

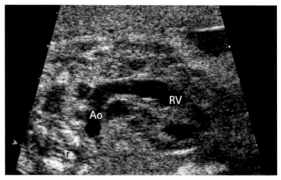

图 6-64 大动脉转位的超声图像。一个接近三血管气管切面（3VT）的图像

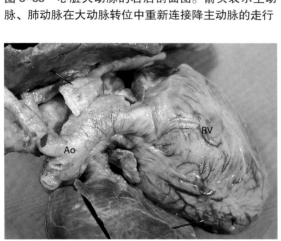

图 6-65 图 6-64 的解剖图

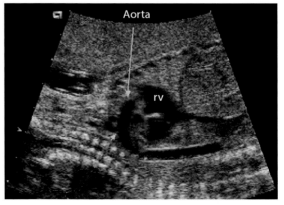

图 6-66 大动脉转位的超声图像。矢状面显示，主动脉不是从心脏中心发出，而是从位于胸骨后方的心室发出

在不倾斜探头的情况下，用彩色多普勒可以在同一切面上同时显示主动脉和肺动脉；在早孕期显示大动脉之间的交叉是比较容易的[28]。而完全性大动脉转位和矫正性大动脉转位之间的鉴别诊断可能要推迟到中孕期。

（三）第9点：缺乏平衡可能涉及若干要素

1. 心室之间缺乏平衡

当检查房室瓣连续性时，可能已经在四腔心切面发现心室之间缺乏平衡，这通常发生在左心发育不良的病例中（图6-12和图6-13），比发生在右心发育不良的病例更为常见（图6-16和图6-17）。

2. 血管失衡

虽然也有侧重观察到1根血管的时候，例如粗的主动脉和细的肺动脉（图6-67）或者根本仅能看到1根血管，但如果在同一切面上可以同时观察2根动脉时更便于判断，例如在动脉导管切面（图6-68）和在三血管平面。当发现这种动脉的不平衡时，要仔细寻找有无室间隔缺损，如果有室间隔缺损，就可以诊断为圆锥动脉干畸形。

三血管切面观察血管不平衡（vessel lack of balance）时，多普勒血流的方向是非常重要的，这对诊断导管依赖性心脏畸形是必不可少的。在正常情况下，主动脉和动脉导管都流向降主

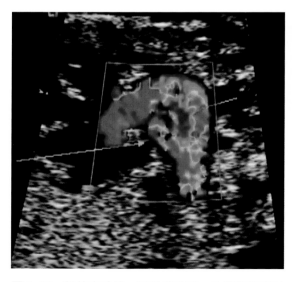

图6-67 粗的主动脉，细的肺动脉。法洛四联症时需要寻找有无室间隔缺损

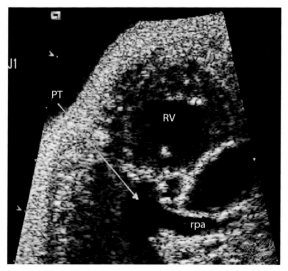

图6-68 动脉导管未闭切面。肺动脉干粗大，主动脉细小。如果四腔心切面处于平衡状态，则应仔细寻找室间隔缺损。如果四腔心切面处于不平衡状态，则可证实为左心室发育不良

动脉。这种现象在出生后的几个小时内随着动脉导管的生理关闭而结束，称为导管依赖。这对心脏病学家是一个难题，但其超声表现却是相对简单。

在三血管切面观察主动脉和动脉导管的汇聚血流是非常重要的[47]。反向血流通常是病理性的，提示肺动脉或主动脉逆向灌注[48]。

早期妊娠

肺动脉瓣和主动脉瓣狭窄在产前很难被发现和诊断，因为经超声显示的改变是细微的或不存在的。这可能是心室和大动脉发育不良的一个进程。

一根或两根大动脉的双向血流常常提示预后不良。

通过观察左心室的大小和收缩力，可以很容易地识别出严重的主动脉瓣狭窄[49-52]。

（四）第 10 点：不规则（irregular）的主动脉弓

前面已经提到了大的主动脉弓，它在法洛四联症中很明显，与室间隔缺损有关。虽然主动脉弓的不规则是很细微的，但最终可以用三血管切面来检查。

主动脉峡部缩窄是一种常见的病理现象，随着动脉导管的关闭，可以变得更严重。这种情况很难通过直接征象识别，但由于其对血流动力学的影响，可以被察觉。这导致了一种类型的心室不对称，在没有任何其他病理的情况下，可以在孕 22 周时被注意到。

主动脉弓水平部缩窄是特纳综合征的特征（核型主要是 45XO）[52]。

！！！注意！！！

不要混淆主动脉弓缩窄与圆锥间隔后摆所导致的圆锥动脉干综合征，后者与室间隔缺损有关。

第 3 步需要在互补的多个切面基础上进行静态和动态研究，包括测量大血管的内径。三血管切面需要重点使用彩色多普勒观察流向降主动脉的动脉血流方向。

早期妊娠

主动脉弓缩窄和离断的诊断很困难。

参考文献

1. Angiero F，Fesslova V，Rizzuti T，et al. Autoptic and echocardiographic findings in seven foetuses with congenital heart anomalies，lung lobation defects and normal visceroatrial arrangement [J]. Pathologica，2011，103（3）：53–60.

2. Maclean K，Dunwoodie SL. Breaking symmetry：a clinical overview of left-right

patterning [J]. Clin Genet，2004，65（6）：6441–57.

3. Pasquini L，Tan T，Yen Ho S，et al. The implications for fetal outcome of an abnormal arrangement of the abdominal vessels [J]. Cardiol Young，2005，15（1）：135–42.

4. Machado-Atias I，Anselmi G，Machado-Hernandez I，et al. Discordances between the different types of atrial arrangement and the positions of the thoraco-abdominal organs [J]. Cardiol Young，2001，11（5）：5543–50.

5. Wessels MW，Frohn-Mulder IM，Cromme-Dijkhuis AH，et al. In utero diagnosis of infra-diaphragmatic total anomalous pulmonary venous return [J]. Ultrasound Obstet Gynecol，1996，8（3）：206–9.

6. Pepes S，Zidere V，Allan LD. Prenatal diagnosis of left atrial isomerism [J]. Heart，2009，95（24）：1974–7. Epub 2009 Mar 19.

7. Berg C，Geipel A，Kamil D，et al. The syndrome of left isomerism：sonographic findings and outcome in prenatally diagnosed cases [J]. J Ultrasound Med，2005，24（7）：921–31.

8. Lin JH，Chang CI，Wang JK，et al. Intrauterine diagnosis of heterotaxy syndrome [J]. Am Heart J，2002，143（6）：1002–8.

9. Huggon IC，Cook AC，Smeeton NC，et al. Atrioventricular septal defects diagnosed in fetal life：associated cardiac and extra-cardiac abnormalities and outcome [J]. J Am Coll Cardiol，2000，36（2）：593–601.

10. Zidere V，Tsapakis EG，Huggon IC，et al. Right aortic arch in the fetus [J]. Ultrasound Obstet Gynecol，2006，28（7）：876–81.

11. Bronshtein M，Lorber A，Berant M，et al. Sonographic diagnosis of fetal vascular rings in early pregnancy [J]. Am J Cardiol，1998，81（1）：101–3.

12. Berg C，Bender F，Soukup M，et al. Right aortic arch detected in fetal life [J]. Ultrasound Obstet Gynecol，2006，28（7）：882–9.

13. Galindo A，Nieto O，Nieto MT，et al. Prenatal diagnosis of right aortic arch：associated findings，pregnancy outcome，and clinical significance of vascular rings [J]. Prenat Diagn，2009，29（10）：975–81.

14. Sepulveda W，Wong AE，Casasbuenas A，et al. Congenital diaphragmatic hernia in a first-trimester ultrasound aneuploidy screening program [J]. Prenat Diagn，2008（28）：531–4.

15. Spaggiari E，Stirnemann J，Ville Y. Outcome in fetuses with isolated congenital diaphragmatic hernia with increased nuchal translucency thickness in first trimester [J]. Prenatal Diagnosis，2012（32）：3.

16. Shipp TD，Bromley B，Hornberger LK，et al. Levorotation of the fetal cardiac axis：a clue for the presence of congenital heart disease [J]. Obstet Gynecol，1995，85（1）：97–102.

17. Daubeney PE，Delany DJ，Anderson RH，et al. for the United Kingdom and Ireland Collaborative Study of Pulmonary Atresia with Intact Ventricular Septum. Pulmonary atresia with intact ventricular septum：range of morphology in a population-based study [J]. J Am Coll

Cardiol，2002，39（10）：1670–9.

18. Khoshhal S，Sandor GG，Duncan WJ. Pulmonary atresia with intact ventricular septum and antenatal left ventricular failure [J]. Cardiol Young，2004，14（3）：335–7.

19. Sinkovskaya E，Horton S，Berkley EM，et al. Defining the fetal cardiac axis between 11 + 0 and 14 + 6 weeks of gestation：experience with 100 consecutive pregnancies [J]. Ultrasound Obstet Gynecol，2010，36（6）：676–81.

20. Carvalho JS. Screening for heart defects in the first trimester of pregnancy：food for thought [J]. Ultrasound Obstetr Gynecol，2010（36）：6.

21. Allan LD，Sharland GK. The echocardiographic diagnosis of totally anomalous pulmonary venous connection in the fetus [J]. Heart，2001，85（4）：433–7.

22. Jouannic JM，Picone O，Martinovic J，et al. Diminutive fetal left ventricle at mid-gestation associated with persistent left superior vena cava and coronary sinus dilatation [J]. Ultrasound Obstet Gynecol，2003，22（5）：527–30.

23. Chaoui R，Heling KS，Kalache KD. Caliber of the coronary sinus in fetuses with cardiac defects with and without left persistent superior vena cava and in growth-restricted fetuses with heart-sparing effect [J]. Prenat Diagn，2003，23（7）：552–7.

24. Pruetz J，Detterich J，Trento L，et al. Prenatal diagnosis of cor triatriatum sinister in association with hypoplastic left heart syndrome [J]. Pediatr Cardiol，2011，32（6）：818–21.

25. Marino B，Digilio MC，Novelli G，et al. Tricuspid atresia and 22q11 deletion [J]. Am J Med Genet，1997，72（1）：40–2.

26. Hickey EJ，Caldarone CA，McCrindle BW. Left ventricular hypoplasia：a spectrum of disease involving the left ventricular outflow tract，aortic valve，and aorta [J]. J Am Coll Cardiol，2012，59（1 Suppl）：S43–54.

27. Mahle WT，Clancy RR，McGaurn SP，et al. Impact of prenatal diagnosis on survival and early neurologic morbidity in neonates with the hypoplastic left heart syndrome [J]. Pediatrics，2001，107（6）：1277–82.

28. Sharland GK，Chita SK，Fagg NL，et al. Left ventricular dysfunction in the fetus：relation to aortic valve anomalies and endocardial fibroelastosis [J]. Br Heart J，1991，66（6）：419–24.

29. Moshe Bronshtein，Etan Z，Zimmer Shraga Blazer，et al. Transient abnormal fetal cardiac flow patterns at 13 to 17 gestational weeks [J]. Prenatal Diagnosis，2012（32）：5.

30. Paulick J，Tennstedt C，Schwabe M，et al. Prenatal diagnosis of an isochromosome 5p in a fetus with increased nuchal translucency thickness and pulmonary atresia with hypoplastic right heart at 14 weeks [J]. Prenat Diagn，2004（24）：371–4.

31. Chaoui R，Machlitt A，Tennstedt C. Prenatal diagnosis of ventriculo-coronary fistula in a late first-trimester fetus presenting with increased nuchal translucency [J]. Ultrasound Obstet Gynecol，2000（15）：160–2.

32. Berg C，Lachman R，Kaiser CC，et al. Prenatal diagnosis of tricuspid atresia：intrauterine course and outcome [J]. Ultrasound Obstet Gynecol，2010（35）：183–90.

33. Khatib N，Blumenfeld Z，Bronshtein M. Early prenatal diagnosis of tricuspid stenosis [J]. Am J Obstet Gynecol，2012. [Epub ahead of print].

34. Martínez JM，del Río M，Gómez O，et al. Prenatal diagnosis of hypoplastic left heart syndrome and subsequent trisomy 18 in a fetus with normal nuchal translucency and abnormal ductus venosus blood flow at 13 weeks of gestation [J]. Ultrasound Obstet Gynecol，2003（21）：490–3.

35. David N，Iselin M，Blaysat G，et al. Disproportion in diameter of the cardiac chambers and great arteries in the fetus. Contribution to the prenatal diagnosis of coarctation of the aorta [J]. Arch Mal Coeur Vaiss，1997，90（5）：673–8. In French.

36. Sharland G，Tingay R，Jones A，et al. Atrioventricular and ventriculoarterial discordance（congenitally corrected transposition of the great arteries）：echocardiographic features，associations，and outcome in 34 fetuses [J]. Heart，2005，91（11）：1453–1458；epub Mar 10，2006.

37. Fredouille C，Piercecchi-Marti MD，Liprandi A，et al. Linear insertion of atrioventricular valves without septal defect：a new anatomical landmark for Down's syndrome？ [J]. Fetal Diagn Ther，2002，17（3）：188–92. Erratum in：Fetal Diagn Ther 2002；17（5）：292.

38. Fredouille C，Baschet N，Morice JE，et al. Linear insertion of the atrioventricular valves without defect [J]. Arch Mal Coeur Vaiss，2005，98（5）：549–56. In French.

39. Poon LGY，Huggon IC，Zidere V，et al. Tetralogy of Fallot in the fetus in the current era [J]. Ultrasound Obstet Gynecol，2007（29）：625–7.

40. Bhat AH，Kehl DW，Tacy TA，et al. Diagnosis of tetrology of Fallot and its variants in the late first and early second trimester：details of initial assessment and comparison with later fetal diagnosis [J]. Echocardiography，2012，[Epub ahead of print].

41. Vesel S，Rollings S，Jones A，et al. Prenatally diagnosed pulmonary atresia with ventricular septal defect：echocardiography，genetics，associated anomalies and outcome [J]. Heart，2006（92）：1501–6.

42. Volpe P，Paladini D，Marasini M，et al. Characteristics，associations and outcome of absent pulmonary valve syndrome in the fetus [J]. Ultrasound Obstet Gynecol，2004（24）：623–8.

43. Boudjemline Y，Fermont L，Le Bidois J，et al. Prevalence of 22q11 deletion in fetuses with conotruncal cardiac defects：a 6–year prospective study [J]. J Pediatr，2001，138（4）：520–4.

44. Pepas LP，Savis A，Jones A，et al. An echographic study of tetralogy of Fallot in the fetus and infant [J]. Cardiol Young，2003，13（3）：240–7.

45. Yates RS. The influence of prenatal diagnosis on postnatal outcome in patients with structural congenital heart disease [J]. Prenat Diagn，2004，24（13）：1143–9.

46. Jouannic JM，Gavard L，Fermont L，et al. Sensitivity and specificity of prenatal

features of physiological shunts to predict neonatal clinical status in transposition of the great arteries [J]. Circulation, 2004, 110 (13) : 1743–6; epub Sep 13, 2004.

47. Viñals F, Heredia F, Giuliano A. The role of the three vessels and trachea view (3VT) in the diagnosis of congenital heart defects [J]. Ultrasound Obstet Gynecol, 2003, 22 (4) : 358–67.

48. Berg C, Thomsen Y, Geipel A, et al. Reversed end-diastolic flow in the umbilical artery at 10–14 weeks of gestation is associated with absent pulmonary valve syndrome [J]. Ultrasound Obstet Gynecol, 2007 (30) : 254–8.

49. Yamamoto Y, Hornberger LK. Progression of outflow tract obstruction in the fetus [J]. Early Hum Dev, 2012, 88 (5) : 279–86. Epub 2012 Mar 27.

50. Axt-Fliedner R, Kreiselmaier P, Schwarze A, et al. Development of hypoplastic left heart syndrome after diagnosis of aortic stenosis in the first trimester by early echocardiography [J]. Ultrasound Obstet Gynecol, 2006 (28) : 106–9.

51. Zidere V, Allan LD, Huggon IC. Implications of bidirectional flow in the great arteries at the 11−14−week scan. Fine modulo [J]. Ultrasound Obstet Gynecol, 2007, 30 (6) : 807–12.

52. Carvalho AB, Guerra Júnior G, Baptista MT, et al. Cardiovascular and renal anomalies in Turner syndrome [J]. Rev Assoc Med Bras, 2010, 56 (6) : 655–9.

何时：当发现胎儿有心脏畸形时应当进行形态学筛查

发现心脏异常时，必须集中精力检查有无其他形态学异常，以便更好地诊断，可以根据心脏畸形的类型指导诊断。

在核型未知时，首先应寻找与染色体异常（chromosomal anomalies）相关的标志。妊娠早期进行心脏检查有助于早期发现异常核型，改变了这一领域的流程，详见第 5 章。

因为 NT 的增厚，通常在核型正常（normal karyotype）的情况下就进行超声形态学筛查[1]，这也是为什么要扩展到某些遗传综合征和其相关的超声标志检查的原因。考虑到这一点，除了关注超声常规检查的器官外，还应额外寻找某些特异性征象，这些征象比较罕见，但发现后将改变预后。

> **！！！注意 ！！！**
>
> 应该注意超声检查的局限性：它可能很难显示某些畸形，而且不能提示智力缺陷。

第一节　核型未知

首先，应考虑患者没有进行或拒绝接受早期超声检查和血清标志物检查（如双胎妊娠）的情况。在这些病例中，为了在孕 22 周乃至 32 周的超声检查中发现心脏异常，应寻找那些与染色体异常相关的征象。

即使此次形态学检查结果是阴性的，也必须系统地进行核型检测。在初始检测结果正常时也是如此，例如，圆锥动脉干畸形应检测 22q11 染色体缺失（22q11 chromosomal deletion）情况。

染色体异常的警告信号 [2]

按照发生频率的顺序，如下所示。

1. 21-三体综合征（唐氏综合征）（Trisomy 21，T21；Down syndrome）

这种情况在妊娠中发生的概率为 1/700（图 7-1）。

尽管 21-三体综合征的早期检出率有所增加，但某些女性并未对此病情进行早期检查。在询问患者时，应该找出高危因素，如产妇高龄或极低龄、不合时机的超声检查、未进行血清标志物检查。

心脏畸形的类型可以指明咨询的正确方向。常见的是房室间隔缺损畸形谱的心脏畸形，如完全性房室间隔缺损（图 7-2 和图 7-3）或房室间隔缺损的不典型类型（无缺损型房室瓣附着点无错位）（图 7-4 和图 7-5）[3, 4]。另外 21-三体综合征也应考虑合并法洛四联症（tetralogy of Fallot，TOF）的可能。

还需要检查胎儿有无心外异常或畸形，例如：伴胎儿鼻骨（nasal bone，NB）缩短甚至缺失的扁平轮廓；鼻前额缩窄；小耳；颈后或颈背皮肤增厚，颈项透明层增厚（图 7-6）；第 5 指（趾）短小甚至无趾（图 7-7）；大趾（图 7-8）[5]。所有这些特征都比肾盂扩张、可疑的食管闭锁（图 7-9）或单脐动脉（unique umbilical artery，UUA）更应引起注意。

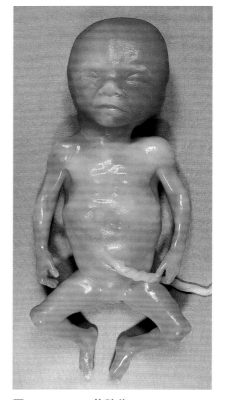

图 7-1　21-三体胎儿

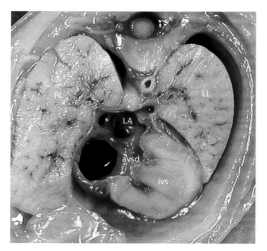

图 7-2　完全性房室间隔缺损胎儿的四腔心切面解剖图。室间隔短且厚

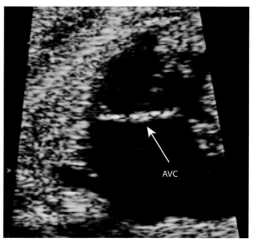

图 7-3　完全性房室间隔缺损的心尖切面，共同房室瓣附着点无错位关系

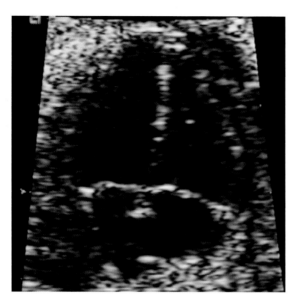

图 7-4　不典型房室间隔缺损的心尖四腔心切面，显示房室瓣附着点无错位、无缺损

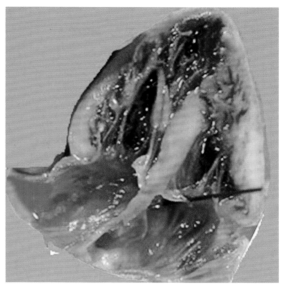

图 7-5　不典型房室间隔缺损的心尖四腔心解剖图，探针位于三尖瓣隔瓣的下方，三尖瓣隔瓣与室间隔不连接

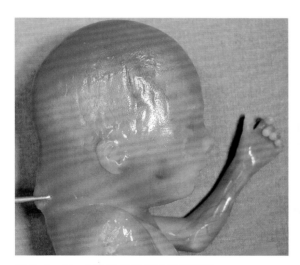

图 7-6　21- 三体胎儿显示增厚的颈部

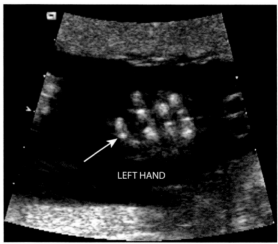

图 7-7　小拇指短小

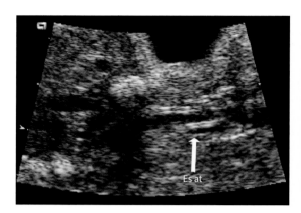

图7-9 食管闭锁的食管远端

2.18- 三体综合征（爱德华兹综合征）（Trisomy 18，T18；Edwards syndrome）

18- 三体在妊娠中的发生率为 1/1800。

18- 三体常与涉及流出道的心脏畸形有关；当心脏畸形（图 7-10）与宫内发育迟缓（图 7-11）有关时[6]，应首先考虑到这一点。所以需要强调，胎儿宫内发育迟缓不应被认为总是归因于存在血管病变。

发现重叠指（clenched hands）（图 7-12 和图 7-13）（图像为双手不能张开）、导致"靴形手"的桡骨发育不良、小的脐疝、脊

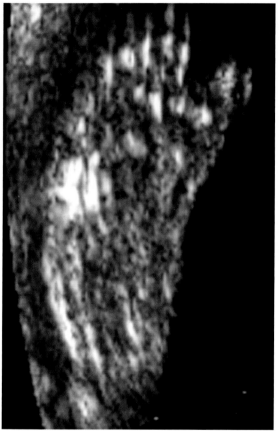

图7-8 大足趾粗大、分开

柱裂或膈疝都提示 18- 三体。但是，上述病理异常在所有的染色体异常中都可能存在，这恰好支持了发现任何心脏畸形都应建议核型检查这一原则。

3.13- 三体综合征（Patau 综合征）（Trisomy 13 ，T13；Patau syndrome）

这种情况在孕妇中的发生率为 1/5000。

唇腭裂（图 7-14）、前脑无裂畸形（holoprosencephaly）（图 7-15）和六趾畸形（图 7-16 和图 7-17）三联症并不总是同时出现。在这些征象均未出现时，可以根据心脏畸形的类型来诊断，常见的心脏畸形有房室间隔缺损和伴有瓣膜发育不良的共同动脉干。

除了这三种常见异常之外，在妊娠 12 周时还有两种容易被忽视的畸形。除了 NT 异常（图 7-18），还会遇到特纳综合征伴全身性水肿的水囊瘤（hygroma）或三倍体（triploidy）中极早发生的宫内发育迟缓。

4. 特纳综合征

特纳综合征（turner syndrome）（图 7-19）的核型主要为 45XO。在孕 12 周发现很难与 NT 增厚鉴别的颈部水囊瘤时，常常能早期做出诊断。这可能是全身水肿与积液的表现。女性胎儿主动脉弓水平段狭窄（图 7-20）[7]，这种特征性心脏畸形只能通过胚胎病理学进行确诊。

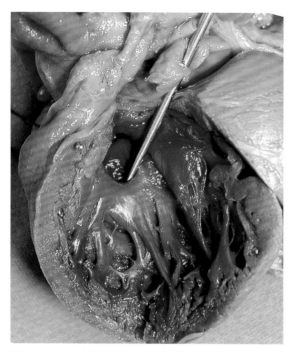

图 7-10　心脏纵向解剖图，探针显示 18- 三体胎儿流出道室间隔缺损

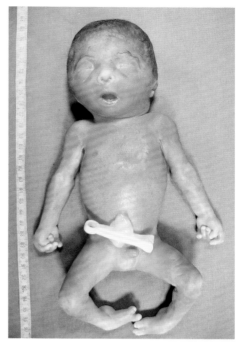

图 7-11　孕 27 周 18- 三体胎儿。胎儿宫内发育迟缓，仅有 24 孕周大小，注意胎儿变形、屈曲指和内翻足

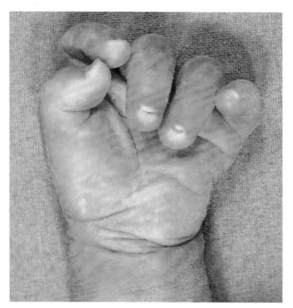

图 7-12　重叠指的大体观

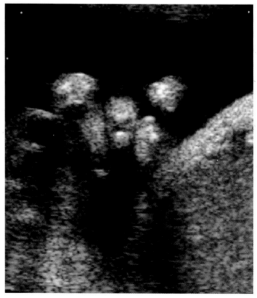

图 7-13　重叠指的声像图

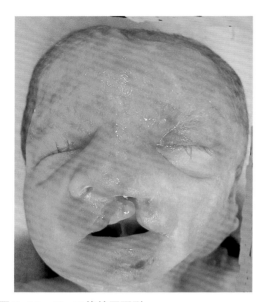

图 7-14   13- 三体的唇腭裂

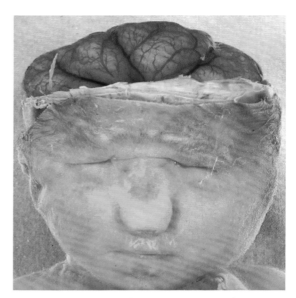

图 7-15   叶状全前脑的 13- 三体胎儿，注意巨脑回、单鼻孔和小嘴巴，这些表现正好体现了面部反映脑部的说法

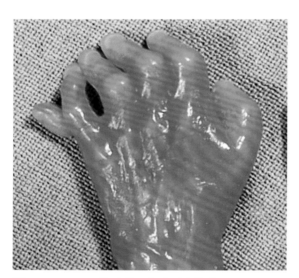

图 7-16   13- 三体胎儿六指畸形大体观

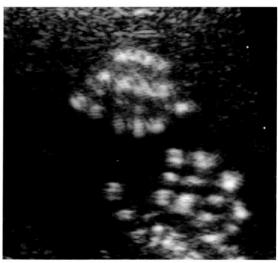

图 7-17   13- 三体胎儿六指畸形声像图

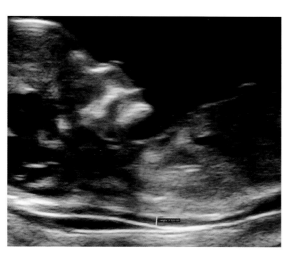

图7–18 颈项透明层声像图

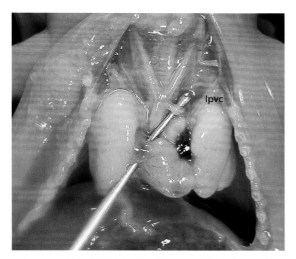

图7–20 胎儿心肺解剖切面显示横部主动脉弓缩窄，特纳综合征的典型特征之一，合并有永存左上腔静脉

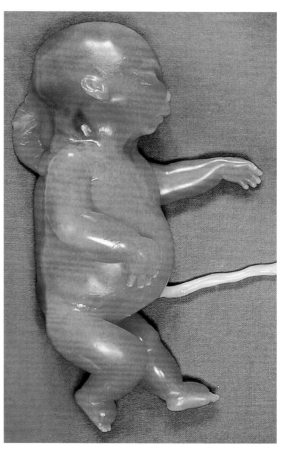

图7–19 特纳综合征，显示胎儿颈部水囊瘤和全身水肿，染色体核型为45XO

大约95%核型为45XO的胎儿妊娠结局是自然流产或死产。

5. 三倍体（triploidy）

当发现早期主要表现为宫内发育迟缓的胎儿时，常常会误认为是由于孕妇的日期推算错误，其实这时还应当想到三倍体的可能[8]。此时可以注意到，胎儿的头部和身体之间常常存在比例不平衡，即瘦小的身体与大的头部（图7–21）。在某些情况下，可以观察到胎儿－胎盘循环失衡。图7–22为一种严重的圆锥动脉干畸形，表现为法洛四联症（图7–22）。此时还可以看到特征性的Ⅲ－Ⅳ并指（图7–23），但在超声上很难看到。

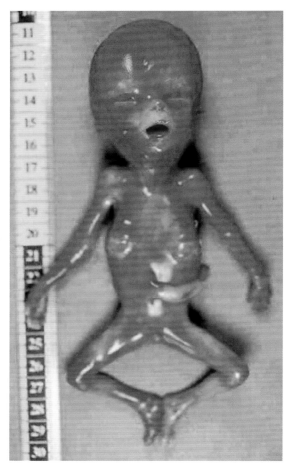

图 7-21　三倍体胎儿，头大，肢体细瘦

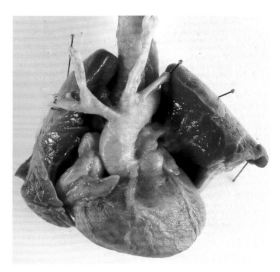

图 7-22　三倍体胎儿重型法洛四联症

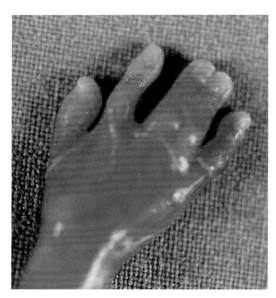

图 7-23　典型Ⅲ-Ⅳ并指

第二节　核型正常

这种情况越来越常见[9]，应该注意两个因素。

第一，进行核型分析的细胞培养可以来自不同的细胞（活检组织可以是滋养层细胞、羊水中的细胞或胎儿脐血），这就可能产生不一致的结果。例如，忽略了在胎儿中与 Fryns 综合征（弗赖恩斯综合征）表现非常相似的 12p 四倍体染色体（图 7-24 和图 7-25）[10]。如果胎儿脐血核型看似正常，只有在对羊水进行检查时才会发现四倍体。

此外，某些微小病变的核型[11]，只有在发现心脏畸形后对原始核型进行重新检查时才能被发现。最后，可以考虑某些特定的检查，例如探索是否为 4p 缺失（图 7-26），甚至是新的核型的可能。

第二，"标准"核型检查只检查染色体数目的异常。而圆锥动脉干畸形需要对 22q11 染色体微缺失进行补充检查。22q11 微缺失主要出现在 B 型主动脉弓离断（图 7-27）、伴室间隔缺损的肺动脉瓣闭锁、合并主动脉—肺动脉侧支循环或合并右位主动脉弓的圆锥动脉干畸形（图 7-28）。此外，22q11 微缺失还有其他异常，依次为胸腺发育不良、唇腭裂和常见的肾脏异常（约占 29%）[12]，常导致羊水过少，进而影响检查。除非有唇腭裂，否则很难被检查出来（图 7-29）。对于胸腺发育不良（thymic hypoplasia），胎儿病理检查（图 7-30）比超声检查更容易检出[13]。

当确定没有任何染色体异常时，所有相关的标志物，无论多么微小，都提示有多畸形综合征的可能，这种综合征会从根本上改变预后[14]。

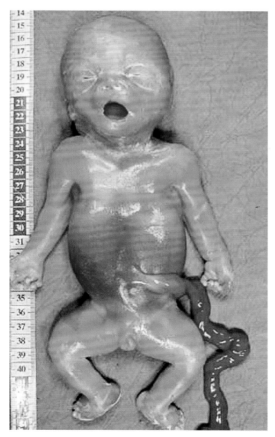

图 7-24 可疑 Fryns 综合征胎儿，染色体核型正常

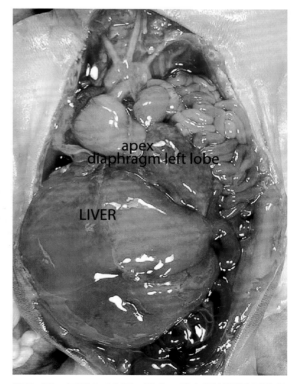

图 7-25 与图 6-24 同一胎儿，纵向解剖图显示胎儿膈疝，羊水穿刺发现新的染色体异常——12p 四倍体

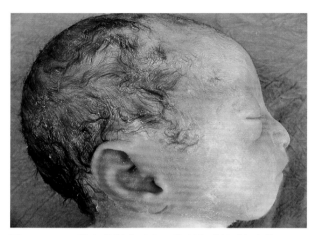

图 7-26　4p 染色体缺失胎儿，外观似"希腊钢盔"

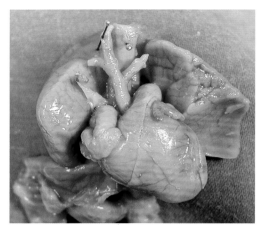

图 7-27　B 型主动脉弓离断胎儿解剖图，胎儿有 22p11 染色体微缺失

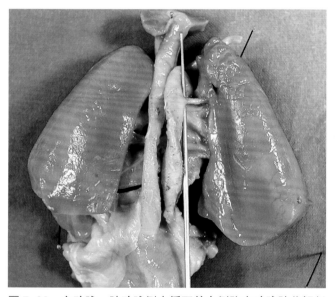

图 7-28　主动脉—肺动脉侧支循环并右侧降主动脉胎儿解剖图，胎儿有 22p11 染色体微缺失

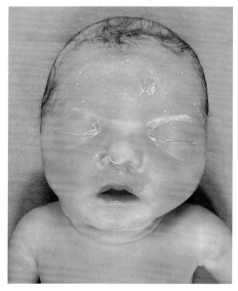

图 7-29　22p11 染色体微缺失胎儿轻度唇裂

当面对可治愈的心脏畸形时，根据它是（或不是）一种综合征或关联的一部分，治疗方案是非常不同的。

与宫内发育迟缓相关的心脏畸形，特别是在 NT 异常但胎儿染色体核型正常的情况下，需要考虑以下几点。

（一）胎儿酒精综合征 [15]

当医生面对特定的胎儿特征时，如长而光滑且弯曲的人中（图 7-31），有时伴有宫内发育迟缓、小头畸形或胼胝体发育不全，必须考虑胎儿酒精综合征（fetal alcohol syndrome）的可能。一旦发生，胎儿在智力上的预后是非常差的；社会和家庭可能受到极大的压力。

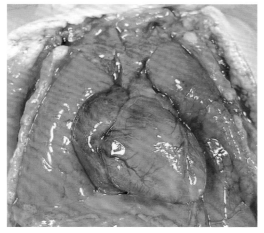

图 7-30　22p11 染色体微缺失胎儿胸腺发育不全

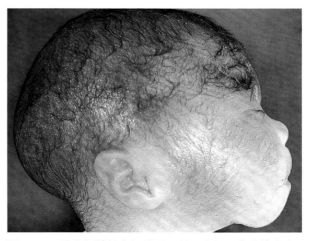

图 7-31　胎儿酒精综合征外观：长而光滑且弯曲的人中

（二）Smith-Lemli-Opitz 综合征（SLOS）

该病属于常染色体隐性遗传病。除了宫内发育迟缓外 [16]，超声还能发现外部性征不明确，有女性化表现的 46XY 核型胎儿还应检查并鉴别是否存在性别特征模糊（图 7-32）。另外要注意四肢的畸形（图 7-33），这比某些畸形（如 NT 增宽）导致的颈部短宽（图 7-34）更容易被观察到。

通过分析羊水中的胆固醇前体 [17] 或 DHCR7 基因 [18]，可以诊断 SLOS。当同时出现心脏畸形、宫内发育迟缓、性腺发育不全和肢体异常时，应该考虑 SLOS 的可能。现已经确认 SLOS 是一种常染色体隐性遗传病，可以在下一次怀孕开始时进行这种生物测定分析。

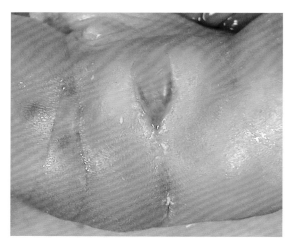

图 7-32　46XY 核型胎儿的生殖器发育不全

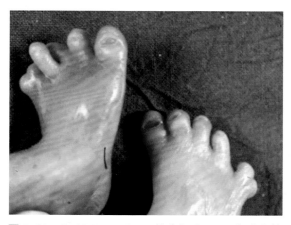

图 7-33　Smith-Lemli-Opitz 综合征（SLOS）胎儿的足部

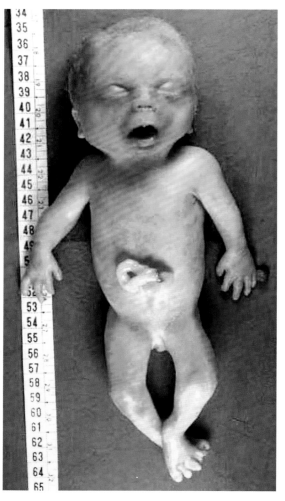

图 7-34　SLOS 胎儿 46XY 的外观视图：性别逆转，颈部短而粗，以及四肢异常

（三）CHARGE 综合征

CHARGE 的意义：

C，缺损（Coloboma），超声无法检测到的缺损。

H，心脏（Heart）（图 7-35），心脏畸形。

A，后鼻孔闭锁（Atresia choanae），可引起羊水过多（图 7-36）。

R，发育迟缓（Retarded growth）（通常是出生后）。

G，生殖器（Genitals），例如男孩的尿道下裂。

E，耳朵（Ears）（图 7-37），如外耳不对称伴半规管缺失。

因为这种病状经常表现为严重的精神发育迟滞，当遇到任何可治愈的心脏病，特别是合并唇裂和（或）腭裂（cleft lip / palate）等畸形（图 7–38）的时候，都应考虑 CHARGE 综合征的可能。

在妊娠 22 周的超声形态学检查中，在接近双顶径的平面上，可以证实前半规管的存在（图 7–39）。前半规管在小脑幕后方显示为两个小的回声线（图 7–39 和图 7–40）。另一种视角可见三条半规管（图 7–41）；然而，由于颞骨岩部骨化，在妊娠晚期看不到这一现象。CHD7 基因[19]的分子分析能够明确诊断。

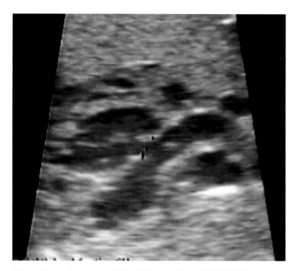

图 7–35　CHARGE 综合征：小的室间隔缺损

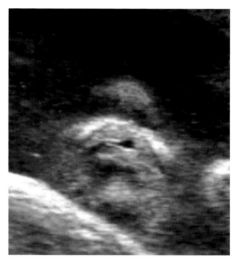

图 7–36　CHARGE 综合征：伴脐动脉异常（单脐动脉）的羊水过多

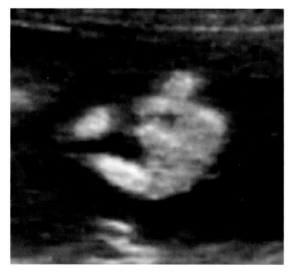

图 7–37　CHARGE 综合征：耳畸形

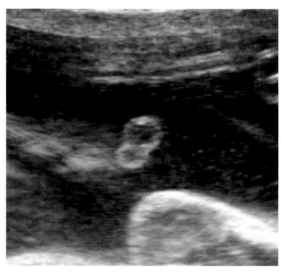

图 7–38　CHARGE 综合征：腭裂

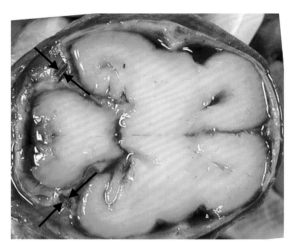

图 7-39　前半规管（箭头）的解剖图

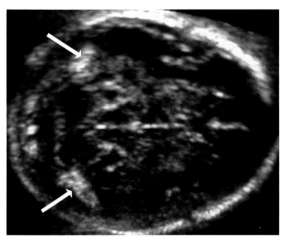

图 7-40　前半规管（箭头）的超声影像（妊娠 22 周）

（四）德朗热综合征（Cornelia de Lange syndrome）[20]

如果上肢存在肢体异常（图 7-42）（诸如少指及短肢畸形），应该考虑为 cornelia de Lange 综合征或 Brachmann-de Lange 综合征。其中最具特征性的连眉，超声无法探测到。尽管如此，在遇到宫内发育迟缓与生殖腺发育不全和肢体异常同时出现，尤其伴有前臂 X 线检查异常时，必须考虑该综合征的可能。

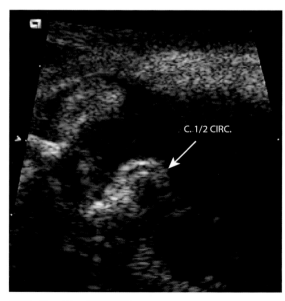

图 7-41　另一例半规管

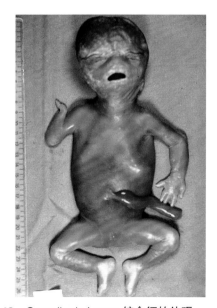

图 7-42　Cornelia de Lange 综合征的外观

（五）与骨骼异常（skeletal anomalies）相关的心脏畸形

检查脊柱直至骶骨时（图 7-43），腰骶脊柱的曲度和（或）长度异常可能是肛门闭锁的间接征象。这是 VACTERL 综合征的关键特征之一（图 7-44）[21]。这个缩写代表以下至少 3 个组成部分的关联：

V，脊椎异常（Vertebral anomalies）（半椎体、同水平的骶骨异常，图 7-45）

A，肛门闭锁（Anal imperforation）

C，心脏畸形（Cardiac anomalies）

T，食管上部的气管——食管瘘 (Tracheo–esophageal)（图 7-46；另见图 7-9），伴不同程度的羊水过多

E，食管闭锁（Esophageal atresia）

R，桡骨发育不全或肾异常（Radial aplasia，Renal anomalies）

L，肢体异常（Limb anomalies）（当"R"表示肾脏异常时）。

这些联合症状[22]通常是散发的，其中约 50% 病例有心脏畸形。当与心室扩张相关时，表现为常染色体隐性遗传病，因而此时检查胎头非常重要。

长骨

还有某些软骨发育不良与心脏畸形有关。因为任何一种骨损伤均可在晚期散在出现，所以应仔细进行长骨生物学测量和检查肋骨形态。在 Ellis-van Creveld 综合征（又称软骨外胚

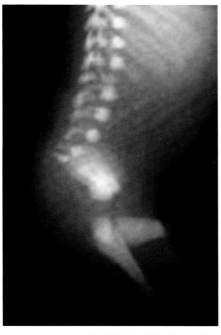

图 7-43 VACTERL 胎儿骶椎轮廓僵直、短缩，合并肛门闭锁

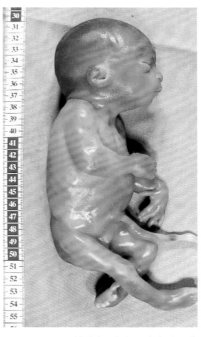

图 7-44 VACTERL 综合征胎儿。注意由于肾功能不全导致羊水缺乏而引起的面部变形

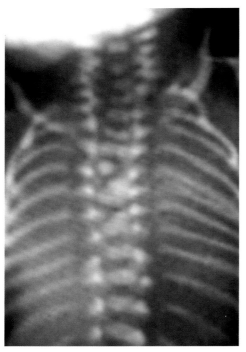

图 7-45　与食管 – 气管瘘发生在同一水平的椎体异常

图 7-46　合并食管 – 气管瘘的后面

层发育不全综合征）[23]（图 7-47）中，主要症状可能为心脏畸形，表现为合并房室间隔缺损的单心房。此外还应重视六指畸形（图 7-48 和图 7-49），这也是该综合征的表现之一。

所以胎儿四肢及肢端的检查也至关重要。某些病理特征可在早期检测到，例如 X 片检查到的完全性桡骨发育不全，某些 VACTERL 联合的异常或 Cornelia de Lange 综合征等主要异常。如果不严格地要求获得胎儿双手张开、五指清晰可辨的影像，那么最细微的特征将难以发现。SLOS 中常见的六指，在 Ellis-van Creveld 综合征中几乎都会出现，但往往在进行胎儿病理检查时才能被发现。

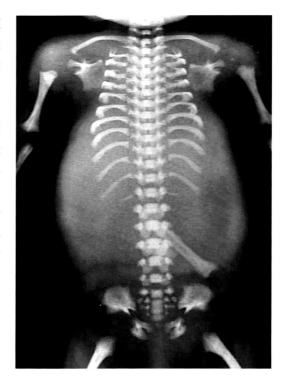

图 7-47　Ellis-van Creveld 综合征：超声显示短骨和肋骨

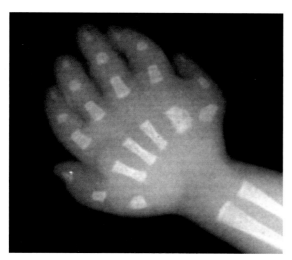

图 7-48　Ellis-van Creveld 综合征：六指畸形

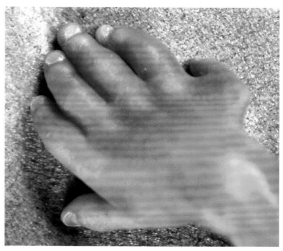

图 7-49　Ellis-van Creveld 综合征（胎儿与图 6-48 相同）：六指畸形

（六）与头颅畸形（cephalic anomalies）相关的心脏畸形

胎儿颅脑畸形是判断预后的关键，但传统超声的检测能力尚不明确；三维超声在这一领域开辟了新的前景，在超声检查中应首先考察以下内容。

1. 轮廓。鼻骨缩短（在妊娠 22 周时正常值为 7 mm）应怀疑[20]，而鼻骨缺失则应高度怀疑乃至支持诊断。上颌退缩通常是唇腭裂的间接征兆，必须进一步证实有无唇腭裂（图 7-50 和图 7-51）。超声要明确检出所有综合征的畸形通常很难，但必须尝试进行更准确地描述。例如，胎儿酒精综合征的人中特征，该综合征胎儿的智力是非常差的。

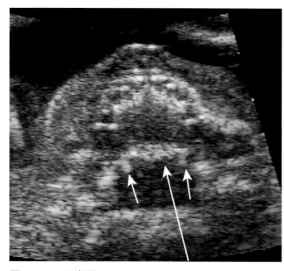

图 7-50　正常腭

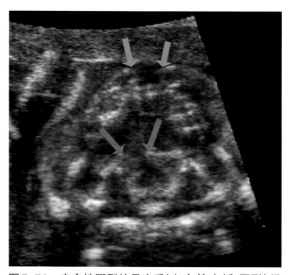

图 7-51　完全性腭裂的悬雍垂（红色箭头）和唇裂（绿色箭头）

先天性后鼻孔闭锁（CHARGE 综合征的"A"），在羊水过多的情况下可通过多普勒观察到羊水流经鼻的多普勒信号。

2. 面部。检查是否有前脑无裂畸形，常与心脏畸形有关。

大脑的双顶径切面和矢状切面可以对其进行最完整的评估。此时应系统地检查胎儿胼胝体、小脑蚓部或神经管异常的间接表现。为确认是否存在脑室扩张，尤其是当存在 VACTERL 综合征时，应进行以上检查。这种偶发的综合征，当合并伴有脑积水的 VACTERL 综合征时，实际上是常染色体隐性遗传病。

3. 半规管的检查（见前文所述）。

从面部畸形的角度理解这种检查的重要性时，耳朵的三维超声检查与诊断的关联性就更强。例如在 CHARGE 综合征中总是出现不对称耳（图 7-37）[19]。

（七）与内脏异常（visceral anomalies）相关的心脏畸形

当正常核型胎儿出现复杂心脏畸形合并内脏位置异常，或存在轻微心脏的问题时，应该考虑心房内脏异位症。如果尚未确诊，应当着重于确定腹部器官的位置。在此类内脏心房异位症中，它们的位置变化是多样的[24]。当胃和心尖位于同一侧时，如果没有系统地查明心房内脏位置，则在完全性内脏反位时，很难被识别出来。此时的心脏畸形通常很复杂，常合并肺静脉或全身静脉回流异常、单心房、房室间隔缺损、伴大动脉转位的单心室及伴室间隔缺损的肺动脉瓣闭锁。必须仔细检查腹壁和胸壁的血管，寻找是否有下腔静脉离断伴奇静脉回流（左侧异构）和完全性肺静脉异位引流（右侧异构）。

当发现含有胸腹部内脏的膈疝时，应该寻找与 Fryns 综合征相关的畸形。宫内发育迟缓通常出现较晚，但远节指（趾）骨通常较短，面部畸形常发生于有全前脑或鼻骨缺失时。另一方面，在 Cornelia de Lange 综合征中，上肢的异常（肘部声像图更明显）如鸟翼状，比其他畸形更容易被发现。

检查消化道异常时，常通过间接征象来提示。在诊断食管—气管瘘时，胃泡很难显示甚至无法显示。目前，有些技术已经能够帮助超声诊断食管闭锁[25]（图 7-9）和食管—气管瘘（图 7-46）。

在检查肾脏时，羊水过少（常进展成无羊水）会妨碍对心脏和其他器官的检查。这种情况提示肾脏畸形（在证实无 22q11 微缺失后），属于多畸形综合征的常见征象。

另外，应特别注意外生殖器官的检查（external genital organ examination，EGO）。在 CHARGE 综合征中可表现为生殖器发育不良，同样地，在核型为 46XY、发生 SLOS 及 Cornelia de Lange 综合征的男性胎儿中，可表现为外生殖器发育不全或发育不协调，甚至是女性化（图 7-32）。

> 对胎儿心脏结构的诊断，超声专家的首要目标是对胎儿形态进行仔细和彻底的检查。在将心脏畸形胎儿转诊心脏病专家之前，还应尽可能地排除合并的畸形。

参考文献

1. Vogel M，Sharland GK，McElhinney DB，et al. Prevalence of increased nuchal translucency in fetuses with congenital cardiac disease and a normal karyotype [J]. Cardiol Young, 2009，19（5）：441-5.

2. Tennstedt C，Chaoui R，Körner H，et al. Spectrum of congenital heart defects and extracardiac malformations associated with chromosomal abnormalities：results of a seven-year necropsy study [J]. Heart，1999，82（1）：34-9.

3. Fredouille C，Piercecchi-Marti MD，Liprandi A，et al. Linear insertion of atrioventricular valves without septal defect：a new anatomical landmark for Down's syndrome？[J]. Fetal Diagn Ther，2002，17（3）：188-92. Erratum in：Fetal Diagn Ther 2002；17（5）：292.

4. Fredouille C，Baschet N，Morice JE，et al. Linear insertion of the atrioventricular valves without defect [J]. Arch Mal Coeur Vaiss，2005，98（5）：549-55. In French.

5. Viossat P，Cans C，Marchal-André D，et al. Role of "subtle" ultrasonographic signs during antenatal screening for trisomy 21 during the second trimester of pregnancy：meta-analysis and CPDPN protocol of the Grenoble University Hospital [J]. J Gynecol Obstet Biol Reprod（Paris）, 2005，34（3 Pt 1）：215-31. In French.

6. Moyano D，Huggon IC，Allan LD. Fetal echocardiography in trisomy 18 [J]. Arch Dis Child Fetal Neonatal Ed，2005，90（6）：F520-2；epub May 24，2005.

7. Lacro RV，Jones KL，Benirschke K. Coarctation of the aorta in Turner syndrome：a pathologic study of fetuses with nuchal cystic hygromas，hydrops fetalis，and female genitalia [J]. Pediatrics，1988，81（3）：445-51.

8. Sergi C，Schiesser M，Adam S，et al. Analysis of the spectrum of malformations in human fetuses of the second and third trimester of pregnancy with human triploidy [J]. Pathologica，2000，92（4）：257-63.

9. Souka AP，von Kaisenberg CS，Hyett JA，et al. Increased nuchal translucency with normal karyotype [J]. Am J Obstet Gynecol，2005，192（4）：1005-21. Erratum in：Am J Obstet Gynecol 2005；192（6）：2096.

10. Kunz J，Schoner K，Stein W，et al. Tetrasomy 12p（Pallister-Killian syndrome）：difficulties in prenatal diagnosis [J]. Arch Gynecol Obstet，2009，280（6）：1049-53. Epub 2009 Apr 2.

11. Wellesley D，Dolk H，Boyd PA，et al. Rare chromosome abnormalities，prevalence and prenatal diagnosis rates from population-based congenital anomaly registers in Europe [J]. Eur J Hum Genet，2012，20（5）：521-6.

12. Boudjemline Y，Fermont L，Le Bidois J，et al. Prevalence of 22q11 deletion in fetuses with conotruncal cardiac defects：a 6-year prospective study [J]. J Pediatr，2001，138（4）：520-4.

13. Chaoui R，Heling KS，Lopez AS，et al. The thymic-thoracic ratio in fetal heart defects：a simple way to identify fetuses at high risk for microdeletion 22q11 [J]. Ultrasound Obstet

Gynecol，2011，37（4）：397–403. doi：10.1002/uog.8952. Epub 2011 Mar 4.

14. Maymon R，Weinraub Z，Herman A. Pregnancy outcome of euploid fetuses with increased nuchal translucency：how bad is the news ？[J]. J Perinat Med，2005，33（3）：191–8.

15. Carmichael SL，Shaw GM，Yang W，et al. Maternal periconceptional alcohol consumption and risk for conotruncal heart defects [J]. Birth Defects Res A Clin Mol Teratol，2003，67（10）：875–8.

16. Quélin C，Loget P，Verloes A，et al. Phenotypic spectrum of fetal Smith-Lemli-Opitz syndrome [J]. Eur J Med Genet，2012，55（2）：81–90.

17. Shackleton CH，Roitman E，Kratz L，et al. Dehydro-oestriol and dehydropregnanetriol are candidate analytes for prenatal diagnosis of Smith–Lemli–Opitz syndrome [J]. Prenat Diagn，2001，21（3）：207–12.

18. Waye JS，Eng B，Nowaczyk MJ. Prenatal diagnosis of Smith–Lemli–Opitz syndrome（SLOS）by DHCR7 mutation analysis [J]. Prenat Diagn，2007，27（7）：638–40.

19. Sanlaville D，Etchevers HC，Gonzales M，et al. Phenotypic spectrum of CHARGE syndrome in fetuses with CHD7 truncating mutations correlates with expression during human development [J]. J Med Genet，2006，43（3）：211–317.

20. Mehta AV，Ambalavanan SK. Occurrence of congenital heart disease in children with Brachmann–de Lange syndrome [J]. Am J Med Genet，1997，71（4）：434–5.

21. Stoll C，Garne E，Clementi M for the EUROSCAN Study Group. Evaluation of prenatal diagnosis of associated congenital heart diseases by fetal ultrasonographic examination in Europe [J]. Prenat Diagn，2001，21（4）：243–52.

22. Solomon BD，Raam MS，Pineda-Alvarez DE. Analysis of genitourinary anomalies in patients with VACTERL（Vertebral anomalies，Anal atresia，Cardiac malformations，Tracheo-Esophageal fistula，Renal anomalies，Limb abnormalities）association [J]. Congenit Anom（Kyoto），2011，51（2）：87–91.

23. O'Connor MJ，Thomas Collins. R 2nd ellis-van creveld syndrome and congenital heart defects：presentation of an additional 32 cases [J]. Pediatr Cardiol，2012（33）：491–492.

24. Machado-Atias I，Anselmi G，Machado-Hernandez I，et al. Discordances between the different types of atrial arrangement and the positions of the thoracic–abdominal organs [J]. Cardiol Young，2001，11（5）：543–50.

25. Develay-Morice JE，Rathat G，Duyme M，et al. Ultrasonography of fetal esophagus：healthy appearance and prenatal diagnosis of a case of esophagus atresia with esotracheal fistula [J]. Gynecol Obstet Fertil，2007，35（3）：249–57. In French.

要点

8

为了有效地检查胎儿心脏，必须遵循一定的规则。

第一节　技术上的要点

获得良好图像的技术细则是：

（1）要想得到一个理想的目标区域，我们需要：调整适当的声窗大小。声束垂直于目标区域。聚焦的系统性应用。

（2）一个合理的使用设置包括：预设特定的心脏条件。增益的不断调整。适当的焦点区域。某些病例要使用多普勒，需要将取样框缩至最小。

孕早期检查需有特定的技术要求。

在整个检查过程中，尽可能地获得高质量的图像。检查完成后，这些图像将作为心脏正常或异常的依据，亦可供其他的医生或专家解读。

第二节　要记住的关键点

通过掌握设置方法，就能够合理使用超声仪器。如果使用方法正确，且始终专注于获取更高质量的图像，就可以规避检查中的陷阱。在观察过程中，可以使用三个步骤和十个关键点来验证胎儿心脏是否正常。

第一步：验证位置

第1点：血管和内脏的位置和走行。

第2点：心脏的轴线通常应是45°。

这是通过沿着主动脉和下腔静脉从胎儿腹部向头侧扫查到心尖四腔心切面来确定的。

第二步：验证流入道，使用"最佳"四腔心切面来完成，"最佳"四腔心切面的判断标准是：心尖和心房后方的两根下肺静脉。一根或两根完整肋骨的显示是衡量标准切面的标准。

以下内容必须出现在"最佳"四腔心切面中。

第3点：心尖指向胸腔左前方，并且其后方的两根下肺静脉与肺相连。

第4点：有四个房室腔。

第5点：有收缩性，各部分均衡且协调。

第6点：心脏的十字交叉结构并显示房室瓣的附着点。

第三步：检查流出道，需要几个补充的切面，以便更好地观察。

第7点：左、右心室流出道被室间隔隔开。

第8点：两条大血管可见交叉并重叠在一起。

第9点：流出道内径平衡并可见一致的血流方向。

第10点：由心脏中央发出并分出三条指向颈部血管的主动脉弓。

胎儿心脏的检查从经腹部切面的水平开始，逐渐向胎儿头侧移至最佳四腔心切面。

必须验证的是：

胃泡、主动脉和心尖均位于胸腔左侧。

心轴约为45°。

流出道内径必须平衡（在病理学上，假设一个管径较大，则另一个管径较小）。

第三节　病理学的关键点

通过这种方法，能将发现的异常归类为不同的病理征象，从而将其纳于相关的病理类型或并发症中。

1. 位置异常

位置异常多与正常核型的房室异位有关。

2. 入口异常

根据异常情况，可以观察到：

①对称性病理征象：二尖瓣闭锁导致的左心室发育不良比右心室发育不良、三尖瓣闭锁及三尖瓣下移畸形更常见。

②房室间隔缺损：主要是影响心脏的十字交叉结构，是 21- 三体主要的警示征兆之一，也是其他相关畸形的征兆。

3. 出口异常

出口异常分为两大类。

①大动脉完全转位，通常四腔心切面正常。这是不容忽视的最重要的诊断之一。

②常见的圆锥动脉干畸形，存在于许多染色体异常中，也可存在于多畸形综合征中。某些圆锥动脉干畸形与 22q11 染色体微缺失（主动脉弓离断、伴室间隔缺损的肺动脉瓣闭锁和主动脉—肺动脉侧支动脉）之间存在密切的关系。

在流入道或流出道的相关畸形中，可能同时存在血流的异常，这些异常将造成腔室大小或大血管内径的不对称。

第四节　形态学的关键点

形态学检查虽应完成，但仍应以心脏畸形的类型或某些综合征的严重性为主导。某些相关因素，如宫内发育迟缓、羊水异常（羊水过少或羊水过多）、面部或四肢畸形，应引起高度警惕。尝试检查某些特殊的异常，例如半规管畸形有时可以在妊娠中期检查出来，它也是 CHARGE 综合征的一个重要异常表现。

应根据所面临的情况选择正确的方法。当发现多发性畸形的依据时，即使只是轻微的心脏畸形，预后也会很差。当看到更严重的心脏畸形时，如果已知胎儿核型正常，进行精准的超声检查时，结果会有很大的不同。

在核型和详细的形态学检查均未检测到任何异常的情况下，心脏病类型及其预后的精确诊断是重要且优先的。这属于心脏病学团队的研究领域。

任何孤立的心脏畸形都将由儿科心脏病专家进行准确的诊断和预后评估，并指导围产期治疗。

根据相关法律法规和多学科产前诊断中心的意见（结合父母双方的意愿），当面对某些多发畸形或复杂心脏畸形而没有希望时，可能要建议终止妊娠。

面对可治愈的心脏畸形，儿科心脏病小组将负责患儿出生后的随访。

第五节　结论

这本书的目标是用一种简单而实用的方法来检查胎儿心脏，这将使超声专家和操作人员在进行胎儿心脏检查时少些顾虑，多些信心。此外，本书将尽可能以最好的表述和最清晰、最浅显易懂的语言来解释和阐述胎儿心脏畸形。

索　引